最新栄養医学でわかった！

ボケない人の最強の食事術

今野裕之

JN184191

青春新書
INTELLIGENCE

はじめに――ボケない脳をつくる「食べ方」があった！

「4人に1人」


これは何の数かおわかりになるでしょうか。

実は、65歳以上の人の認知症とその予備群の人数です。

さらに85歳以上になると、これが「2人に1人」になります。

つまり、85歳以上の半数の人が、認知症とその予備群となるのです。これはもう、他人事のレベルではないということがおわかりいただけるのではないでしょうか。

2016年の日本人の平均寿命は、男性で80・98歳、女性では87・14歳です。ですから女性の場合、特に認知症になる確率が高いといえるでしょう。

いきなり脅かすような話からスタートしてしまいましたが、それくらい、認知症は身近な問題なのです。

でも大丈夫。認知症対策にはまだまだ〝打つ手〟があります。

それは「食べ方」を見直すことです。

私は精神科医として働く傍ら、抗加齢医学（老化予防）や栄養療法（正式には分子整合栄養療法、オーソモレキュラー医学とも呼ばれる）、リコード法などを学んできました。

リコード法とは、２０１４年にアメリカの医師デール・ブレデセン氏が成果を発表した、アルツハイマー病の治療プログラムです。その効果は、プログラムに参加したアルツハイマー病や軽度認知障害（ＭＣＩ）などの患者の10人中９人に回復が認められたという、驚くべきものでした。私は２０１７年に、このリコード法を学び、日本初の認定医となりました。

その後、リコード法について解説したブレデセン氏の著書『アルツハイマー病　真実と終焉』（ソシム刊）は、日本でもベストセラーとなり、リコード法が広く認知されるきっかけとなりました。

ただし、リコード法はアメリカで生まれたため、まだまだ日本ではできない検査、あるいは高価になってしまう検査などもあります。また、日本では流通しておらず、入手が難しいサプリメントなどもあります。

そこで、リコード法のよさを活かしつつ、私が学んできた抗加齢医学や栄養療法で認知症に効果のあった要素なども取り入れ、独自の認知症予防プログラムを開発、これまでに多くの患者さんの治療に当たってきました。

これにより、認知症の前段階である軽度認知障害であれば、患者さんのほとんどに、程度の差はあれど症状の改善がみられます。また、すでに認知症を発症している患者さんでも、その進行を抑えることで、施設に入らずに過ごせている人もたくさんいらっしゃいます。

実はこの認知症予防プログラムで最も重視しているのが、食生活です。つまり、今食べているものが、将来認知症になるかならないかを左右するということです。

実は、ひと口に認知症といっても、その種類にはさまざまなものがあります。また、種類と原因がある程度特定できても、複数の要因がかかわっているため、その治療は容易ではありません。残念ながら、認知症の特効薬は、当面のあいだ開発はできないのが現状です。

しかし、例えばビタミンB群である葉酸・ビタミンB_6・B_{12}には、アルツハイマー型認知症と脳血管性認知症の両方の発症にかかわる物質を減らすことがわかっています。

では、単にビタミンB群をとればいいかというと、そうではなく、同時に認知症のリスクを高める食べ物を避けることが欠かせません。

最新の医学研究データをもとに、その具体的な食べ方をまとめたのが本書です。

もはや認知症は他人事ではありません。ご自分とご家族の健康のために、この本が皆さまのお役に立つことを願っています。

『最新栄養医学でわかった！　ボケない人の最強の食事術』目次

第1章 ――老化の原因物質「ホモシステイン」とは

「食べ方」を変えれば認知症は防げる

第2章 最新栄養医学でわかった！　ボケない脳になるヒント

——ビタミンB群が脳を守る！

第3章 ボケない人の最強の食事術
――この食べ物、食べ方が脳の老化を止める

第4章 今日からはじめる「認知症予防プログラム」

ボケない脳をつくる毎日の習慣

本文デザイン…青木佐和子／編集協力…樋口由夏

第1章

「食べ方」を変えれば認知症は防げる

——老化の原因物質「ホモシステイン」とは

「栄養不足」は認知症のはじまり!?

認知症の患者数が、年々増え続けています。

２０１２年の時点で、認知症の高齢者は約４６２万人、その予備群が約４００万人いました。そして２０２０年に開催される東京オリンピックの5年後となる２０２５年が今、1つのトピックとなっています。

２０２５年は、団塊の世代が後期高齢者（75歳）となります。楽観的に見ても、約６７０万人が認知症となり、そのうちの半数が要介護になるといわれ、介護離職もかなり増えるだろうといわれています。

しかし、「はじめに」でも述べたように、認知症は予防することができるのです。そのポイントは脳の老化を防ぐ栄養をしっかりとること。

私はクリニックで、内科系の疾患から精神疾患まで診ていますが、病気の原因には少なからず食生活が影響しており、そこには必ずといっていいほど「栄養不足」がみられます。

それは、認知症においても同じです。

「この飽食の時代に栄養不足なんてあるの？」

「食事には気をつけているから、栄養も十分とれているはず」

といった声が聞こえてきそうですね。

ここで、私がクリニックでおこなっている「栄養療法（正式には分子整合栄養医学、オーソモレキュラー医学とも呼ばれている）」について説明させてください。

私たちの体は、食べたものでできています。栄養療法とは、起きている症状の原因が栄養素の不足・欠乏にあるということが基本の考えになっています。わかりやすく言い換えれば、症状の原因が食事にあるということなのです。

その人が不足している栄養素を補うことで、内科系疾患から精神疾患まで、さまざまな病気の治療に使われています。

例えばうつ症状の人がいたとします。通常の精神科では、治療のために抗うつ薬などが処方されるでしょう。もちろん薬物療法を否定するわけではありませんし、私も必要に応じて処方しています。しかしうつ病の患者さんのなかには、薬の種類や量が増えていき、薬漬けになってしまうだけで、病気の改善につながらない方が多くいるのは事実です。

そこで食生活をお聞きすると、うつ症状がある人の多くが、甘いものが好きで、パンやご飯などを多く食べる糖質過多の傾向があることが多いのです。また血液検査や問診の所見からは、栄養不足がほとんどのケースで疑われます。

栄養療法では、食生活の改善、場合によってはサプリメントなどを処方しながら、不足している栄養を補っていきます。すると、多くの人が心身ともに改善していくのです。

そしてそれは、認知症予防にも効果を発揮するのです。

食生活を変えたら物忘れが改善！

「食事で脳の機能まで改善するの？」と半信半疑の人もいるかもしれませんね。ここで症例をご紹介しましょう。

認知症の前段階の1つに「物忘れ」があります。物忘れにはいろいろな原因や背景があり、その原因にアプローチすれば、よくなるケースがあるのです。

53歳の会社員Aさんもそんな1人でした。

Aさんが物忘れを自覚したのは、ある年の11月のことでした。

職場で細かなミスが増え、同僚からの目が気になるようになったとのこと。社長から勧められたこともあり、翌年4月に私のクリニックを受診されました。

SDS（自己評価式の抑うつの評価尺度）をおこなうと、軽度の抑うつ不安状態であり、不眠もあったため、睡眠薬を処方して1週間ほど様子を見ましたが、症状が改善しないため、当院でおこなっている認知症予防プログラムを受けることにしました。

その結果、言語記憶力、視覚記憶力に明らかな低下が見られたため、軽度認知障害と診断。生活習慣のアンケート、血液検査などから得られたデータをもとに、食事などの生活指導を実施し、同時にサプリメントによる栄養補充をおこないました。

具体的におこなった指導は以下の通りです（それぞれの根拠については、本書で詳しく説明します）。

・ご飯やパン、麺類を控える
・魚、肉、卵、豆などのたんぱく質が豊富な食材をとる
・緑茶を1日2杯以上とる
・オメガ3系の脂肪酸やココナッツオイルを積極的にとる

・葉酸、ビタミンB_6、ビタミンB_{12}を食事やサプリメントから摂取する
・有酸素運動を1回20分、週2回を目安に続ける
・1日20分程度の日光浴をする
・ストレスに対処する
・質のいい睡眠をとる
・暗算、音読、パズルなどの知的活動をする

すると、2カ月ほどで明らかな自覚症状がなくなり、データ上でも視覚記憶以外は平均以上のスコアになったのです。

ちなみに軽度認知障害とは、認知機能に問題があるものの、日常生活には支障がない状態で、健常者と認知症の人の中間段階（グレーゾーン）に位置します。放っておくと認知機能が低下し、5年間で約50％の人が認知症に進行するといわれています。

軽度認知障害の段階で適切な治療をおこなえば、本格的な認知症の発症を防いだり、遅らせたりできる場合があるので、早めの治療が重要になってきます。

認知機能とかかわっている体内物質「ホモシステイン」

いよいよここで、本書の主役級ともいえる物質の登場です。実は、認知機能と深くかかわっている物質があるのです。

それが「ホモシステイン」。はじめて聞いた方がほとんどかもしれませんね。

前述した物忘れの症状に悩んでいたAさんに血液検査をしたところ、顕著に高かったのが、このホモシステインの数値でした。

ホモシステインの数値は10nmol／mℓ以下が望ましいとされていますが、Aさんは12・9nmol／mℓだったのです。ちなみに、私のクリニックに物忘れを訴えて来院した患者さんのホモシステインの平均値は15・0nmol／mℓと高く、なかには37・8nmol／mℓと驚くほど高い人もいます。

ホモシステインとは、ひと言でいえば「悪玉化したアミノ酸」です。詳しくは第2章で説明しますが、ホモシステインが高いことと認知機能の低下は、明らかな相関関係があります。

もちろん認知機能の低下にはさまざまな理由があり、ホモシステインだけを重視しているわけではありませんが、ホモシステインの血中濃度と認知機能の低下が深くかかわっているという研究は複数あります。

ホモシステインと認知症については、1990年代頃からその関係が注目されはじめていました。世界各国でさまざまな研究、データが発表されています。いくつか紹介しましょう。

1999年に報告された研究では、164名のアルツハイマー病患者において、ホモシステインの血中濃度が、健康な高齢者と比べて統計的に明らかに高かったというものがあります（*1）。

アメリカのフラミンガム心臓研究が分析した研究では、1092名の認知症のない高齢者を8年間追跡調査したところ、血漿ホモシステイン濃度が14㎚ℓ／mℓを超えると、アルツハイマー病の発症リスクがほぼ倍になったという研究があります（*2）。

また、スウェーデンのイエテボリ大学の研究では、ホモシステイン値が最も高い中年女性のグループは、最も低いグループに比べ、20～30年後に脳梗塞を起こすリスクが３倍（＊３）、アルツハイマー病になる確率が２・４倍というデータが出ました（＊４）。

さらに、ミシガン大学の研究では、ホモシステイン値が高いと、認知症の前段階である老化に伴う認知機能障害をきたす確率が２４０％も高くなるという報告がされました（＊５）。

救世主は「ビタミン」だった！

認知症の発症リスクを上げ、すっかり悪者扱いをされているホモシステインですが、ホモシステインは細菌でもウイルスでもありません。あくまでもアミノ酸の一種です。そう、根っからの悪者ではないのです。

ただ、ホモシステイン値が高いということは、明らかに認知症の発症リスクを上げてしまいます。

ならばこのホモシステインを、体内からなくしたいですよね。

それは可能です！　正確にいえば「なくす」というより、「分解して無毒化する」といったほうがいいでしょう。

その役目を果たしてくれるのが、「葉酸」です。

葉酸は水溶性ビタミンであるビタミンB群の一種です。妊娠を考えていたり、妊娠経験のある女性なら、よく知っている栄養素の1つかもしれません。葉酸は妊娠前から妊娠のごく初期の女性に必要な栄養素として、厚生労働省が積極的な摂取を呼びかけています。

葉酸はその名の通り、葉物野菜に多く含まれていますが、積極的にとってほしいのは妊婦さんだけではありません。高齢者はもちろん、認知症を予防したい30代、40代の方も積極的にとってほしい栄養素なのです。


認知症予防に葉酸が注目されはじめたのは、ここ10年ほどのことです。

葉酸が、老化に伴うボケ症状やアルツハイマー病発症を遅らせることを証明したはじめての実験がおこなわれたのは、1999年から2004年のことです。

オランダでおこなわれたこの研究では、1日葉酸800μgを50～70歳の人たちに3年間服用させ、認知機能検査をしたところ、葉酸をとったグループの結果がプラセボ（有効成分を含まない薬）グループよりはるかにいいという結果になりました。

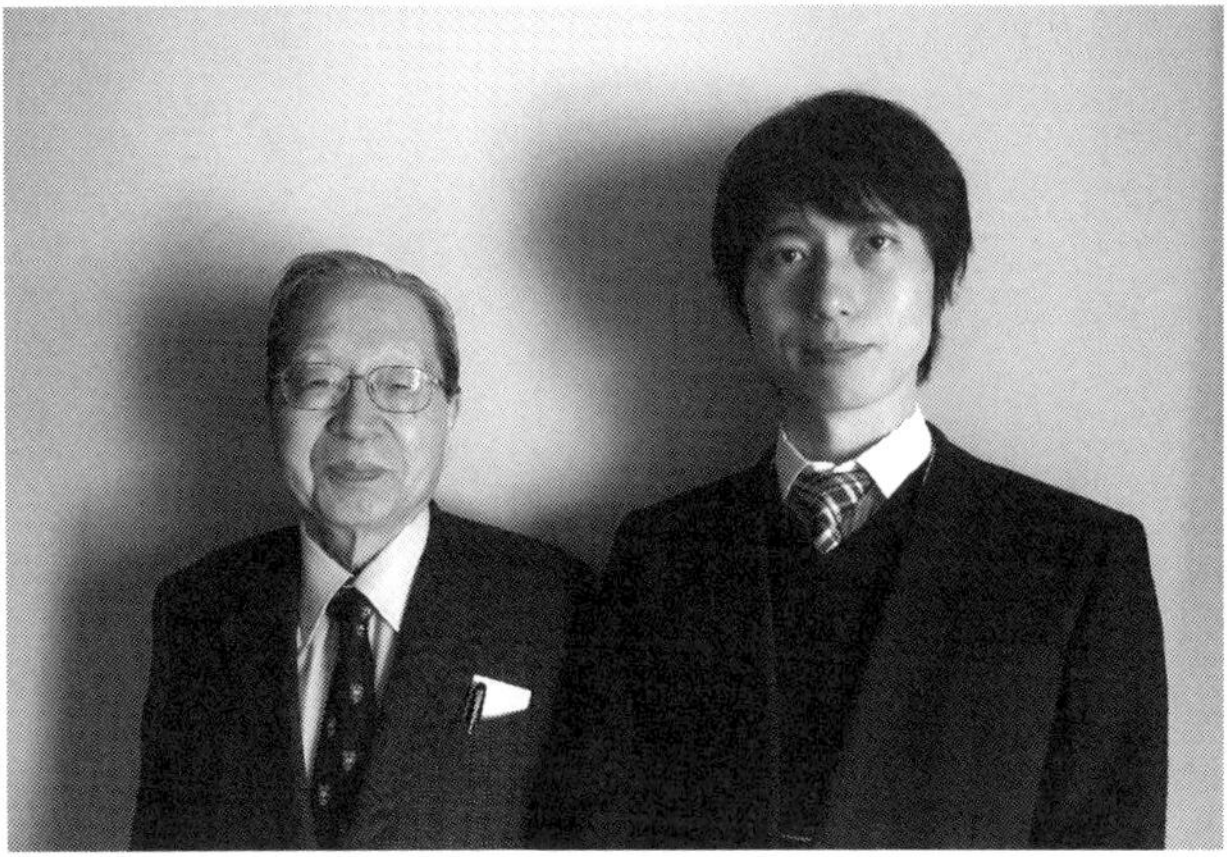

日本における葉酸研究の第一人者である、
女子栄養大学の香川靖雄先生と著者。

しかも、葉酸をとったグループの記憶力は、そのグループより5・4歳若い人の記憶力と同等で、情報処理スピードも2歳若い人と同等であるという結果が出ました。

一方、プラセボのグループは、予想通り、認知機能の低下がみられました（＊6）。

また、カリフォルニア大学の大規模調査では、60歳以上の場合、1日400μgの葉酸をとるだけで、アルツハイマー病のリスクを55％減らすことができると発表しました（＊7）。

日本では、女子栄養大学教授の香川靖雄先生が、葉酸の摂取を推奨されています。特に、女子栄養大学と埼玉県坂戸市が共同で進めている「坂戸市葉酸プロジェクト」というユニークな取り組みはメディアでも取り上げられ、注目を集めています。

厚生労働省が推奨している葉酸の1日の摂取量は240㎍ですが、坂戸市ではなんと400㎍を食品からとると決めています。これは世界基準の摂取量であり、その効果は確実に出ています。

例えば、2006～12年度の坂戸市葉酸プロジェクト参加者のうち、介入の前後が比較可能な人を調べたところ、血液中の葉酸値は明らかに上昇、あわせてホモシステイン値は低下していることがわかっています（＊8）。

より効果を高めるビタミンB群のとり方

「葉酸をたくさんとらなくては」

「葉物野菜を毎食とろう！」

そう決意した方、ちょっと待ってください。

すでにお話ししたように、葉酸はビタミンB群の1つですが、ただやみくもに葉酸をとればいいというわけではありません。

実は、葉酸をとるには、ちょっとしたコツが必要なのです。

それは、あわせてビタミンB6とビタミンB12をとること。

なぜなら、葉酸、ビタミンB6、ビタミンB12のうち、１つでも欠乏すると、血中のホモシステインが上昇し、かえって認知機能の低下を早めてしまう可能性があるからです。葉酸だけではなく、ビタミンB6・B12もあわせて摂取したほうが効果的、というよりも安全なのです。

ビタミンB12は年とともに体の吸収力が低下してしまうため、ビタミンB12の血中濃度も低下しがちになります。

実は、ビタミンB12不足による認知症は、治療可能な認知症の１つとして有名です。

イギリスのオックスフォード大学の研究では、61歳から87歳の任意の参加者100名あまりを5年間にわたり調べたところ、ビタミンB12の血中濃度が最も低いグループは、最も高いグループの6倍の確率で脳が萎縮していました（＊9）。これは、ビタミンB12が不足すると、神経細胞を包んでいるミエリンという物質が破壊されることが原因とされています。

ＶＩＴＡＣＯＧという軽度認知障害の症状がある人々の試験では、ビタミンＢ群（葉酸、ビタミンB_6、ビタミンB_{12}）による治療が認知機能低下速度を遅くすることが報告されています（＊10）。

また、ビタミンB_3（ナイアシン）をアルツハイマー病のモデルマウスに投与したところ、アルツハイマーの発病率が低下したという研究（＊11）や、65歳以降に認知機能低下をきたす確率が低くなったという報告もあります（＊12）。

認知症が増えている理由

ここで改めて認知症について考えてみましょう。

そもそも、なぜ認知症になるのでしょうか。

答えは、老化するから。これに尽きます。

だからこそ、年を重ねたら（程度の差はあっても）誰でもなり得るということを社会が認識し、必要以上に不安になったり怖がったりしないことが大切だと私は考えています。

認知症が増えているのは、平均寿命が延び、長生きする人が増えているからです。日本人の平均寿命が50代だった時代には、認知症のような病気はまずありませんでした。認知症になる前に、ほかの病気で亡くなってしまっていたからです。

もちろん、長生きすることは悪いことではありません。でも大切なのは、いかに健康な状態を保ちながら長生きするか、なのです。

認知症を定義すれば、いったん正常に発達した知能が、脳の後天的な障害によってその働きが低下し、記憶や知能に障害をきたす病気です。

では「認知」とはなんでしょうか。

認知とは、脳に入ってくる情報を分析・処理することです。つまり、認知ができなくなると、

・見たものがなんだかわからない
・見えるものがどこにあるかわからない
・文字は読めても意味がわからない
・聞こえるけれど、理解ができない
・物事の優先順位がつけられない

といった認知機能の低下が起こります。ですから「認知症」と呼ばれるようになったの

です。

2004年頃までは「痴呆」と呼ばれていたため、偏見や差別的な印象が強かったのですが、「痴呆」という言葉には何もわからなくなるといったイメージが強かったため、「認知症」に名称が変更されました。

この名称が示しているように、認知症になったからといって、すべてがわからなくなるわけではありません。認知機能は低下しても、低下のスピードを遅らせることはできるのです。

ホモシステインはアルツハイマー、脳血管性認知症にも関係

認知症といっても、その原因となる病気には、いくつか種類があります。代表的なものを説明しましょう。

［アルツハイマー型認知症］

認知症となる原因のうち、40～70%とその大半を占めるのがアルツハイマー型認知症で

す。発症率は、加齢とともに急激に上がっていきます。

通常は脳から排出されるはずの老廃物であるアミロイドβ《ベータ》というたんぱく質が神経細胞に蓄積し、老人斑《はん》が形成されます。

アミロイドβが長い年月をかけて蓄積されると、次にタウたんぱくが異常に蓄積され、神経細胞の接合部であるシナプスに障害を起こし、神経細胞の機能が失われ、やがて神経のネットワークが破壊され、脳は萎縮し、認知症を発症するのです。

難しい話になってしまいましたが、要は加齢とともに、脳のなかに長い年月をかけて少しずつたまっていったゴミのようなたんぱく質によって、脳内の神経ネットワークが破壊されてしまうことで起こる認知症、というわけです。

【脳血管性認知症】

脳の血管が詰まったり出血を起こしたりすることで、神経細胞がダメージを受けることで起きます。認知症全体の10～40％といわれているので、アルツハイマー型認知症の次に多く発症するタイプの認知症です。

脳梗塞や脳出血、くも膜下出血などの発作が起こってから、その脳の領域における認知機能低下が見られたら、まず脳血管性認知症を疑い、検査をします。例えば、脳の言語を司《つかさど》る領域が障害を受けたら、失語があらわれる、といったようなことが起こります。

注意力や記憶力の低下よりも、意欲の低下などが目立ったり、感情の起伏が激しくなったりするなど、「まだら症状」が特徴です。

またアルツハイマー型がゆっくり進行するのに比べ、段階的に進行していきます。

［レビー小体型認知症］

神経細胞にレビー小体という特殊なたんぱく質がたまって起こります。認知症全体の5～10％といわれています。

アルツハイマー型と同じように、脳に老廃物がたまることで起こりますが、たまるものが違うと捉えるとわかりやすいでしょうか。たまる場所によって症状に違いがあります。

レビー小体が脳幹部にたまると、パーキンソン病といわれます。ただレビー小体型認知症の場合は、脳幹部だけでなくそれ以外の場所にもレビー小体が見られます。

主な症状としては、手の震えや筋肉のこわばりといったパーキンソンの症状のほか、睡眠行動障害や幻視などがあります。幻視は本人にとってはかなりはっきりとしていて、

「人が家に入ってくる」などといって誰もいないのにお茶を出すといったこともあります。

【前頭側頭型認知症】

認知症全体の１～３％と少ないですが、やはり脳内にタウたんぱくやＴＤＰ-43などの老廃物がたまり、脳の前頭葉と側頭葉の神経が変性し、脱落することで起こります。

最初のうちは記憶障害は目立ちませんが、行動の異常が特徴です。例えば地位や名誉もあるような職業の人が万引きや痴漢をするといったニュースが報じられると、私はこの認知症ではないかと思いながら見ています。

つまり、認知症が起こる主な原因は、「脳血管性認知症」を除くと、脳にアミロイドβやタウたんぱくなどといった老廃物が蓄積することであるといえます。

そして先に登場した「ホモシステイン」は、アルツハイマー型認知症などの原因となる老廃物の蓄積や、脳血管性認知症の原因となる血管の障害のどちらにも深くかかわっているのです。

ちなみに、ここでは紹介しませんが、特発性正常圧水頭症や、甲状腺機能低下症、慢性硬膜下血腫、ビタミンB12欠乏症（25ページ参照）などにより認知症症状が出ることがありますが、これらの認知症は、治療が可能な認知症の代表です。

また、先に少し説明しましたが、以上のような認知症を発症する前段階として、軽度認知障害があります。軽度認知障害では、認知機能は低下しているものの、日常生活に支障をきたしていない段階です。

同じ軽度認知障害でも、物忘れがあるタイプとないタイプがあります。早期に発見してさまざまな働きかけや生活習慣を改善することで、認知症の発症を遅らせたり、正常な状態に戻ったりする場合もあります。

生活習慣病の延長としての認知症

ここで少し私自身の話をさせてください。

私は10年以上精神科医として働いてきましたが、認知症を治せないことに、ずっと無力感を抱いていていました。

「治せないのであれば、ならないようにするしかない」

そう考えて、抗加齢医学（老化予防）や栄養療法を学び、研究をしてきました。それらを医療現場でも実践してきてわかったのは、「認知症は生活習慣で予防できる」ということでした。

生活習慣病の延長にあるのが、認知症なのです。

認知症は、それぞれの病態が同時進行で起こっていることも珍しくありません。例えばアルツハイマー型認知症だけれども血管が詰まって脳血管性認知症も起こっている、逆に血管が詰まって脳血管性認知症を発症したけれど、アルツハイマー型の症状もある、場合によってはレビー小体型認知症に見られるような手の震えや小刻み歩行がある、というようなこともあります。

なぜこのようなことが起きるのか、今目の前で起きている認知症の症状のもとをたどると、そこには高血圧や高脂血症、糖尿病予備群に見られる耐糖能異常などの生活習慣病の影響が見られるのです。

本人はもちろん家族などまわりの人たちは、例えばアルツハイマー型認知症で物忘れが見られると、ついその物忘れをなんとかしたい、と思いがちです。でも物忘れだけ改善することには無理があります。

川の流れにたとえてみましょう。

川の上流から原因となる老廃物や不純物、毒素が流れ、川の下流に毒素がたまって「認知症」という病態に至ったとします。

川下では「物忘れ」をはじめとした、日常生活に支障をきたす症状が次々と出ています。だからといって、川下のほうでそれに対処しようと、一生懸命毒素を取り除こうとして川下だけきれいにしても、おおもとである川上から毒が流れ続けていれば、徒労に終わってしまいます。

まず川の上流をきれいにしなければ、根本的な解決にはならないのです。

これまでの認知症への対処法は、川下で一生懸命毒素を除去しようとしているようなものでした。今は認知症の治療薬の開発もされていて、アルツハイマーの原因であるアミロイドβやタウたんぱくを減らす薬の開発などが進んでいます。しかし、薬はせいぜい一時的に症状を改善するか、進行を遅らせることくらいしかできません。

もちろん、それは重要です。しかし繰り返しになりますが、川下でいくら毒素を取り除いでも、川上に問題があれば、イタチごっこに近いものになってしまうのではないでしょうか。

つまり、認知機能を低下させる根本原因にアプローチしない限り、認知症の問題は解決できないのです。

認知機能の低下には「食べ方」がかかわっている

現在の医療機関における対応は、認知症を早期に発見して早期に治療をするということに重点が置かれています。しかし、「早期に発見する」ということは、言い換えればすでに「認知症」を発症しているということになります。

認知症を発症する前に何かできることはないのか。

認知症にならないための予防法とは何か。

それを研究していくうちにたどりついたのが、前述した「生活習慣病」とのつながりでした。

なかでも認知症の危険因子となる糖尿病や肥満、高脂血症とホモシステインの値との関係、食生活における栄養不足に注目してきました。

これまでさまざまな患者さんを診てきましたが、物忘れを訴えている人、あるいは軽度認知障害と診断された人には、共通する「栄養トラブル」の傾向があります。

これまで検査していたなかでいえば、栄養が充足している人はほとんどおらず、何かしら栄養素が不足している人がほとんどでした。特に、ほぼすべての人で血中のホモシステイン値が高く、ビタミンDが低いという傾向が見られました。

念のために申し上げますと、私のクリニックでは、「栄養不足」かどうかを血液検査で調べます。一般的な健康診断でおこなわれる血液検査では調べないような項目や、通常の検査では正常値とされてしまうような、細かい内容も調べます。

ですから「今までの健康診断の血液検査で何も指摘されたことがない」という人でも、何らかの栄養不足が見られることがほとんどなのです。

このようにきちんと診断するには血液検査が必要ですが、普段の食生活の傾向から、栄養不足かどうかはある程度わかります。

まずは次ページの「食生活チェックリスト」をおこない、普段の食生活の傾向から、栄養トラブルがないかを見ていきましょう。

食生活チェックリスト

以下の項目に当てはまるものをチェックしてください(いくつでも可)。

A

	Check
食事は主食のみでおかずをほとんど食べない	□
葉物野菜や柑橘《かんきつ》類をほとんど食べない	□
お酒を飲む機会が多い	□
薬を常用している。人工透析を受けている	□

B

	Check
砂糖の入った甘いお菓子や飲み物をよくとる	□
白米、パン、麺類を毎食食べる	□
野菜や海藻、きのこ類はあまり食べない	□
甘い果物をよく食べる(特に夜)	□

C

	Check
発酵食品(納豆、みそ、こうじ、ぬか漬け、ヨーグルト、チーズなど)をあまり食べない	□
揚げ物、炒め物をよく食べる	□
ストレスを感じることが多い	□
タバコを吸っている	□

D

	Check
魚をあまり食べない	□
肉、卵、豆類、乳製品をあまり食べない	□
加工食品をよく食べる	□
低カロリーを心がけている。食が細い	□

栄養トラブル4つのタイプ

食生活チェックリストの結果はいかがでしたか。

1つでも当てはまれば、栄養トラブルが潜んでいる可能性があります。

A～Dのグループのなかで、いちばんチェック項目が多かったものが、栄養トラブルのタイプです。

A にいちばんチェックが多かった人
ビタミンB群不足タイプ

B にいちばんチェックが多かった人
糖質過多タイプ

C にいちばんチェックが多かった人
酸化・炎症タイプ

D にいちばんチェックが多かった人
栄養不足タイプ

このチェックリストで判断がつかなかったり、ここで挙げた以外の問題が関係していることもあります。

気になる方は専門医による詳しい検査を受けることをおすすめします。

A　ビタミンB群不足タイプ〈ホモシステインの増加〉

ビタミンＢ群は別名「代謝ビタミン」と呼ばれ、私たちが生きるためのエネルギーをつくるのに欠かせない栄養素です。

ビタミンＢ群は動植物性食品に多く含まれているので、普通の食生活をしている日本人にはまず不足することはないと思われがちですが、実際は潜在的なビタミンＢ群欠乏者が存在していると考えられます。

ビタミンＢ群（特にビタミンB_1）はアルコールの代謝にも関与しているので、チェックリストにあるように、お酒を飲む人はビタミンＢ群が不足しがちです。

また、薬も同様に代謝をする際にビタミンＢ群が消費されます。さらに人工透析をしている方は、透析により、ビタミンＢ群が欠乏しやすいことがわかっています。

「ビタミンＢ群不足タイプ」の人は、食生活でたんぱく質が不足している傾向があります。年をとると、肉や魚、卵、大豆製品などのたんぱく質はあまりたくさん食べられないという人もいるかもしれませんが、できれば少量ずつでも毎食食べてほしいものです。

【ビタミンB群不足が認知機能に影響した例】

Bさんは82歳の女性です。物忘れの症状を訴えてクリニックを受診されました。会社の役員をされていますが、数年前より実印の場所を忘れたり、保険証を忘れたりすることが増えたといいます。日用品はいつも同じところに置いているにもかかわらず、なくすことが増えて不安に思い、付き添いの方とともに来院されました。

検査の結果、初期のアルツハイマー型認知症と診断しました。

血液検査の結果、中性脂肪が高く高血糖が認められ、ビタミンB群不足も顕著でした。糖質制限などの食事指導とともに、ビタミンB群などのサプリメントを処方したところ、初診から4カ月経った現在も、認知機能を維持できています。

ビタミンB群不足と脳の血流障害が認知機能に影響していた可能性があるケースでした。

B　糖質過多タイプ〈体内の糖化が進む〉

食生活で明らかに糖質の摂取が多すぎるタイプです。

糖質とは、甘いお菓子や飲み物だけではありません。白米やパン、中華麺やうどん、パスタなど、私たちが「主食」として食べているものや、甘い果物のなかにも多く含まれています。

高齢者に食事内容を聞くと、意外なほどに糖質に偏った食事をしている人が多いことに気づかされます。朝食はトーストとコーヒー、昼食は調理が簡単、食べやすいといった理由からうどんやそうめんなど主食のみで済ますという人も多いのです。

糖質過多の食事が続くと、脳の老化や生活習慣病につながる糖化（第2章で詳しく説明します）が促進され、認知症のリスクを上げてしまいます。

糖質はなるべく減らし、ビタミンやミネラル、食物繊維が豊富な野菜や、肉や魚などのたんぱく質など、主菜副菜を多くとるような食生活を意識してください。

【糖質過多が認知機能に影響した例】

Cさんは74歳の女性です。2、3年前から物忘れの自覚症状がありました。体験した記憶自体を忘れてしまうのです。

家事はできていますが、食事の内容がだんだん手を抜いたものになってきたと家族は感じていました。もともと外出は好まない方でしたが、毎日1万歩歩くことを心がけているそうです。1年前に夫と娘に伴われて受診してきました。

検査の結果、軽度認知障害、初期のアルツハイマー型認知症と診断しました。画像検査では脳の血管に異常はありませんでした。Cさんに食生活を聞いたところ、甘いものを非常に好んで食べるとのこと。物忘れを訴える人のなかに、甘いものを好んで食べる人が多いことが知られています。

Cさんには糖質制限などの食事指導とともにサプリメントを処方して治療を続けていますが、1年経った現在も、認知機能を維持できています。

C 酸化・炎症タイプ〈活性酸素・炎症の問題〉

病気や老化の原因に体内の活性酸素が挙げられます。活性酸素の発生により酸化が起こると、いわゆる「サビ」が生じます。同時に、体内に炎症が起こると、病気や老化の原因となります。詳しくは第2章で説明をしますが、揚げ物や炒め物などをよく食べる人は、酸化した油をせっせと摂取していることになり、体にいい影響を与えません。

タバコも、体内に活性酸素を発生させる原因となります。タバコは健康によくないとわかってはいるものの、若い頃からの喫煙習慣が変えられない高齢者の方もいらっしゃいます。むしろ最近は若い人の喫煙は減少傾向にありますが、長年喫煙習慣がある人は、ドクターストップがかからない限り、止めるきっかけをつかみにくいのかもしれません。

ストレスによる脳の障害も明らかになっています。ストレスを受けると神経がやせていき、慢性的なストレスは記憶を司る脳の海馬《かいば》を萎縮させるため、認知症の発症リスクが上がります。また、複数のストレスがかかると血管の老化が進みます。脳血管が破裂して脳出血が起きれば、脳血管性認知症の発症リスクも上がってしまいます。

D 栄養不足タイプ〈脳の原料不足〉

本書の最初でも少し触れましたが、脳の栄養不足は認知症のリスクを上げます。脳の栄養とは、脳の神経細胞や神経伝達物質の原料になるという意味です。これらの原料不足が、そのまま脳のエネルギー不足につながることは想像できるのではないでしょうか。

例えば、脳にとって油（脂質）は非常に重要です。脳の60％は油で構成されているため、どのような油をとるかということは、まさに脳の働きを左右するといっても過言ではありません。魚などに含まれるオメガ3系脂肪酸（DHA・EPA）などの良質な油や、肉・魚・卵などに含まれるたんぱく質、ビタミンB群、鉄分、レシチンなどが、脳には欠かせません。

各栄養素と、どのような食事をすればいいのかについては、第3章で詳しく説明しますが、脳の健康は栄養と深くかかわっています。

【栄養不足が認知機能に影響した例】

Dさんは36歳の若さでありながら、物忘れが激しいということで受診されました。仕事をされていますが、作業工程をすっかり忘れてしまうことさえあるといいます。以前からストレスで記憶がなくなることがあり、ほかの病院にも通院していました。また親族の死によってさらにストレスが悪化し、睡眠もとれていなかったようでした。

食生活を聞いてみると、ストレスから食欲もなく、コンビニ食などで済ませることが多かったそうです。

診断の結果、ストレスによる解離性健忘とうつ状態、それに加えて血液検査ではビタミンB群、亜鉛、鉄不足といった栄養不足が顕著でした。

食事指導と薬の処方、サプリメントの処方などで徐々に食欲が改善し、３カ月後の現在では、物忘れも改善しています。

【コラム】物忘れ＝認知症とは限らない

「顔は思い出せるのに、名前が出てこない」
「(買い物に来たのに) 何を買いに来たのか忘れてしまった」
「ものの置き場所を忘れてしまったり、大切なものをよく失くしたりするようになった」

これらのことに思い当たる節はありますか？

年とともに、誰しも「物忘れ」が増えてきます。

この本を手に取ってくださった人のなかには、最近物忘れが増えてきたと感じている、またはご家族に物忘れの症状が見られるようになってきて心配になったなど、何かしら不安を感じている人も多いのではないかと思います。

年とともに脳の機能は徐々に衰えていきます。加齢そのものを止めることは、誰にもできません。ですから物忘れが増えるのは、ある程度は仕方のないことです。

ただし、「物忘れ＝認知症」と単純に考えるのは間違いです。

「物忘れ」は症状であって、病名ではありません。

例えば「インフルエンザ」は病名ですが、それに伴う「発熱」「頭痛」「咳《せき》」などは症状ですよね。それと同じなのです。認知症による「物忘れ」はよく知られていますが、別の病気による「物忘れ」である可能性も少なくありません。ですから、物忘れが増えてきたことが認知症の前触れであるとは、一概にはいえないのです。

認知症以外の病気でも物忘れの症状が出現することは珍しくありません。

寝不足の日や、飲みすぎた次の日などに頭がぼーっとして物覚えが悪くなるといったことは皆さんも経験があるでしょう。

また、うつ病、解離性障害、ＡＤＨＤ（注意欠陥多動性障害）などの病気でもしばしば物忘れを訴えることがあります。特に高齢期のうつ病は認知症の初期と区別が難しく、私たち専門家でも頭を悩ませることがあるほどです。

確かに、認知症の前段階の症状として「物忘れ」はあります。一方で、認知症でも物忘れが主な症状でないものがあります。幻視や性格の変化といった症状から認知症がはじまるというケースも珍しくありません。したがって、物忘れがあるからといって認知症であるとはいいきれず、反対に物忘れがないからといって認知症でないともいえないのです。

検査データでは、認知症では認知機能検査でなんらかの障害が見つかることが診断の前提ですが、物忘れでは検査で何も問題が見つからないこともあります。

もちろん、加齢による物忘れもあります。加齢による物忘れは病気ではありませんから、改善する可能性が高いのです。

最近物忘れが増えてきたと実感している方は、不安に思うかもしれませんが、「物忘れ」といっても、その背景にはさまざまな病気が隠れている可能性があること、そして改善する可能性もかなりあるということを知っておいてください。

第2章

最新栄養医学でわかった！ボケない脳になるヒント

——ビタミンB群が脳を守る！

老化を促進する3つの要因

認知症を発症する原因は突き詰めればただ1つ、「脳が老化するから」です。30代、40代の人はまだ余裕だと思っているかもしれません。ところが、認知症を発症する前から、脳内の変化はすでにはじまっています。例えば65歳で認知症を発症する場合、その約20年前、45歳くらいから脳に老廃物が蓄積しはじめるなど、脳に変化が起きています。

では、老化は防げないのでしょうか。

残念ながら老化をストップすることはできません。ですが、遅らせる方法はあります。実は、老化は生物にとって必ずしも避けられない現象ではないのです。

例えばベニクラゲ。ベニクラゲは成熟したあと、再び子どもに戻ります。この不老不死のメカニズムは、未だに解明されていません。また、よく知られているところでは、がん細胞も不老不死です。逆にいえば、がん細胞が私たち人間の不老不死の鍵を握っているともいえます。さらに再生医療に期待されているｉＰＳ細胞もある種の若返りの1つといえます。

このような技術を使えるようになれば、そう遠くない将来、老化現象は克服できるようになるかもしれません。

では、老化のスピードはすでに遺伝子で決められているのでしょうか。

実は遺伝が寿命に及ぼす影響はたったの25％とされています。残りの75％は、生活習慣や環境など、後天的な要因なのです。

ですから、生活習慣や環境に気をつけていれば、老化のスピードを遅らせることができ、認知症の発症も遅らせることができるのです。

老化の促進には、３つの大きな要因があります。それが①糖化、②酸化、③炎症です。

生活習慣や環境にかかわる、この３大要因について説明しましょう。

1 糖化……たんぱく質の機能低下を引き起こす

糖化（正確には糖化反応、Glycation）とは、ブドウ糖や果糖などがたんぱく質や脂質などに結合する化学反応です。

糖質（炭水化物から食物繊維を除いたもの）は、たんぱく質、脂質と並ぶ、三大栄養素の1つです。この糖質がなぜ悪いのかと、不思議に思われるかもしれませんね。確かに糖質は体の重要なエネルギー源ではありますが、多すぎると問題を引き起こします。

糖は私たちの体のなかの血液や組織の体液に存在しています。この糖が、もともと体内にあるたんぱく質と結合し、化学反応を起こすのです。このように書くと難しく思われるかもしれませんが、パンケーキがおいしそうなきつね色に焼けるのも糖化反応です。

これは、パンケーキミックスに含まれる糖と小麦のたんぱく質が結合して糖化したことによって起こっています。糖が結合したたんぱく質は性質が変わってしまい、本来の機能を発揮できなくなります。だから、糖化が体のあちこちで進むと老化につながると考えられるのです。

いってみれば糖化は、「コゲ」のようなもの。体内のあちこちがコゲて、老化が進むというわけです。

近年の研究では、糖化反応が人間の健康に重大な影響を与えることがわかってきました。糖がかかわる病気といえば、思い浮かべるのはまず糖尿病でしょう。しかしそれだけではなく、糖化反応は網膜症や心臓病などの発症にも大きくかかわっています。

糖化は主に血液中のブドウ糖、果糖、ガラクトースなどによって起こります。血糖が高くなればなるほど、血糖値が高い時間が長いほど、たくさんコゲができるということになります。

体内のどこにコゲができ、劣化するかによって、起きてくる問題は違います。例えば、

・血管の劣化………動脈硬化、心筋梗塞、脳梗塞
・肌の劣化…………たるみ、くすみ、シミ、シワ
・水晶体の劣化……白内障
・骨の劣化…………骨粗鬆症《こつそしょうしょう》、変形性骨関節症、慢性骨関節リウマチ

といったようなことが起こります。

糖化された物質は体内からゆっくりと排出されます。糖化生成物の半減期はなんと細胞の平均寿命の約2倍にもなります。つまりそれだけ体内に長くとどまるのです。ですから、脳内にある神経細胞など寿命の長い細胞、コラーゲンのように寿命の長いたんぱく質やDNA（デオキシリボ核酸）では、それだけダメージが長時間蓄積されることになります。

また血管の上皮細胞は糖化によって直接傷つけられるので、血流の多い場所では、動脈硬化症などを引き起こすこともあります。動脈硬化が起きれば脳血管性認知症につながります。

それだけではありません。食事などで糖をとると、血液中のブドウ糖の濃度、つまり血糖値が上がります。すると膵臓《すいぞう》からインスリンというホルモンが分泌され、糖を細胞内に運び、血糖値を下げるような作用をします。当然のことながら、糖質をたくさんとるとインスリンもたくさん分泌されます。インスリンは加齢を促進するシグナルでもあるので、インスリンが分泌されればそれだけ老化が促進されてしまうのです。

また、インスリンの分解酵素の問題もあります。

どういうことかというと、インスリンの分解酵素は、インスリンが出すぎるとインスリンの分解だけで手一杯になり、すべて使われてしまいます。ところがこのインスリン分解酵素は、アルツハイマー型認知症の原因ともなるアミロイドβたんぱくを分解する酵素でもあるのです。

つまり、インスリン分解酵素を使い果たしてしまうと、アミロイドβたんぱくを分解する余力がなくなるため、ゴミとして脳内にたまりやすくなってしまい、アルツハイマー型認知症の発症リスクを上げることになります。

また、インスリンが出すぎると、今度はインスリンの効きが悪くなります。インスリンが効きにくくなると、糖を細胞に取り込めなくなるため、細胞のエネルギー不足になり、あらゆる機能が低下してしまいます。まさしく糖尿病のメカニズムと一緒なのですが、同じことがアルツハイマー病の脳でも起こっています。

さらに追い討ちをかけるようですが、インスリンそのものも神経細胞を働かせ、記憶力を高める作用があるため、インスリンの効きが悪くなったり、インスリンが分泌されにくくなったりすることは、すなわち記憶力の低下にもつながります。

また、糖化はこの後お話しする老化の3大要因の1つ、「酸化」を起こりやすくすることもわかっています。

酸化については後述しますが、糖化が進むと最終的にＡＧＥｓ（最終糖化産物）という物質ができ、この過程で活性酸素という悪者が発生してたんぱく質を酸化させます。また糖化によってたんぱく質の構造の変化やたんぱく質同士の結合が生じて機能不全を起こしてしまうのです。

高血糖の状態が続けば血管内皮細胞でも活性酸素が増加することが報告されています。すると最終的に、高血圧、動脈硬化にもなりやすいのです。

またAGEsもアミロイドβたんぱくの沈着やタウたんぱくの形成を促し、細胞内の酸化ストレスを増強することでアルツハイマー型認知症の発症につながる可能性が指摘されています。

2 酸化……体にどんどんサビがたまっていく

糖化が「コゲ」であるのに対し、酸化は「体のサビつき」です。

鉄がサビて赤くなるのを想像してください。体のなかがサビついてきたら、老化につながるのがイメージとしてつかみやすいのではないでしょうか。

サビは、主に活性酸素によって生じます。活性酸素とは、主にミトコンドリアで発生す

酸化ストレスとの関連が示唆される疾患

脳、神経系	目
アルツハイマー病、高血圧、外傷性てんかん、脳虚血発作、パーキンソン病、脊髄損傷	白内障、網膜変性症、未熟児網膜症
皮膚	**呼吸器系**
紫外線障害、アトピー性皮膚炎、火傷、凍傷、床ずれ	気管支喘息、肺気腫、脱線維素症、成人呼吸窮迫症候群
循環器系	**腎臓**
動脈硬化、心筋梗塞	腎炎、腎不全
消化器系	**その他**
潰瘍性大腸炎、ストレス性胃潰瘍、膵炎、消化管粘膜障害	がん、糖尿病、リウマチ、ベーチェット病

る酸素分子で、電子的に不安定であり、原子から電子を奪い、物質そのものの性質を変えてしまいます。たんぱく質やＤＮＡ、脂質などの生体成分をサビつかせ、性質を変えてしまうので、酸化が起これば、本来の機能がどんどん失われてしまいます。

活性酸素が関与している疾患は数多くあります。

上の図にある通り、白内障、アトピー性皮膚炎といったものから、糖尿病、心筋梗塞、脳梗塞、胃潰瘍やがんまでがすべて酸化が関与している疾患です。そしてもちろん、アルツハイマー病、パーキンソン病も例外ではありません。

放っておけば酸化はどんどん進んでしまい

ますから、もちろん体内には活性酸素を除去するための抗酸化酵素が働いています。それに加えて、食べ物から摂取するビタミンCなどでも酸化を抑制しています。しかし、酸化しやすい食生活やストレスが多い状況では、対応しきれなくなってしまうのです。

細胞内で抗酸化酵素の活性が不十分で、活性酸素が十分に分解されなかった場合、あるいは分解する能力以上の活性酸素が発生した場合には、処理しきれなかった活性酸素がミトコンドリアのDNAを傷害し、老化の症状を引き起こすと考えられています。

その結果、がんや動脈硬化、脳の変性疾患などさまざまな疾患につながることが明らかになってきています。

酸化が起こりすぎないようにすること、つまり抗酸化物質をしっかりとって、体をサビつかせない生活が、健康維持のためにはとても重要なのです。

3 炎症……体を守る反応が、自らを傷つけてしまう

老化の3大要因の最後は「炎症」です。

炎症とは、内的・外的ストレスに対して体を守ろうとする生体防御反応のことです。火

事が起きたときの消火活動のようなイメージです。

例えば細菌に感染すると、体内に異物（悪いもの）が入ってきたと判断し、私たちの体は防御反応を起こします。アレルギー反応などはまさにそのものです。

起こった火事に対して消火活動をすることと同じなので、一見するといいことをしているのですが、消火活動も長く続けば水浸しになってしまいますね。つまり、よかれと思ってやっていたにもかかわらず、自分で自分にダメージを与えてしまうことになります。

そして火事が起きた場所はしばらくそこに残ります。年をとるとともに炎症は起こりやすく、しかもあちこちで起こります。火事があちこちで起これば、体全体の機能が低下していき、老化につながるというわけです。さらに老化そのものによって免疫機能が低下するため、菌などの異物がなくても炎症が起こりやすくなります。

また、加齢に伴って、凝固系（血液を固めるもととなるようなもの）が活性化しやすくなります。この凝固因子は炎症を起こしやすく、また炎症を起こす細胞を促進させるように働きます。さらに、老化した細胞そのものからも、炎症促進因子を分泌します。

炎症は全身で起きるので、炎症と関連が深い病気もたくさんあります。主なものだけでも、アルツハイマー病やパーキンソン病はもちろん、心臓病、肥満、糖尿病、アレルギー、がん、関節リウマチ、自閉症、慢性疲労症候群などがあります。

認知症と炎症がかかわっていることがわかるデータもあります。

炎症の原因となる因子を炎症性サイトカインといいますが、認知症の人と健常の人を比べると、炎症性サイトカインの量が多い人（炎症の程度が重症の人）であればあるほど、認知機能障害の重症度も比例していることがわかっています（*13）。

さらに付け加えると、炎症が起きるとそれを抑えるために白血球から活性酸素が発生します。ですから炎症が起きると、基本的には酸化も同時に起こることになり、酸化が促進されてしまいます。


「糖化」「酸化」「炎症」の老化の3大要因は、バラバラに起きているわけではなく、相互に深くかかわり、老化をせっせと促進させているといっても過言ではないのです。

逆にいえば、糖化、酸化、炎症をできるだけ起こさない食事、日常生活を送ることができれば、老化は遅らせることができるのです。

ホモシステインが、糖化、酸化の引き金に！

ここで再び、第1章で触れた「ホモシステイン」に登場してもらいましょう。

改めてホモシステインとは何か説明します。

ホモシステインは「悪玉化したアミノ酸」の一種です。それだけならそんなに悪さをするように見えないのですが、これがなかなかの悪者です。脅かすわけではありませんが、ホモシステインの毒性作用を挙げれば、次から次へと出てきます。

老化の3大要因として糖化、酸化、炎症について説明してきましたが、このホモシステインも老化の原因である糖化や酸化と同じように体内に活性酸素を発生させ、老化をよりいっそう促進させてしまいます。

ホモシステインの血中濃度が高くなる高ホモシステイン血症になると、酸素や水と反応し、活性酸素が発生してしまうのです。

活性酸素は動脈硬化をはじめ、がん、心筋梗塞、脳卒中、肝炎、腎炎、リウマチ、糖尿病の合併症、シミ・シワなど、さまざまな病態に関連しているのは、すでに説明した通りです。

ですから、ホモシステインの血中濃度が高くなれば、虚血性心疾患（心筋梗塞、狭心症）や、脳血管障害（脳梗塞、一過性脳虚血発作）を引き起こす原因になります。

さらに動脈硬化を引き起こすだけでなく、血管内皮細胞を傷つけて炎症を起こします。すると血管拡張物質（一酸化窒素）の働きが抑えられてしまうので、動脈硬化をさらに促進し、高血圧をも引き起こします。

それだけではありません。ホモシステインは、動脈硬化を促進することがわかっています。実はホモシステインそれ自体も、一酸化窒素の働きを抑えてしまうため、動脈硬化を促進してしまうのです。

またホモシステインは、骨コラーゲンを劣化させる因子にもなっています。実際、骨粗鬆症の方は、血液中のホモシステインの濃度が高いこともわかっています。

認知症との関係を示す数々のデータ

ホモシステインは認知症を発症させるリスクも確実に上げてしまいます。

脳血管障害が起こると、文字通り脳血管性認知症のリスクが上がることは、すでにお話しした通りです。そのため、高ホモシステインにより脳梗塞などの脳血管障害が起こると、脳血管性認知症につながる可能性が高くなります。

ちなみに、脳の血管に障害が起こりやすくなる糖尿病や、脂質異常症、高血圧、肥満などのいわゆる生活習慣病もまた、脳血管性認知症の発症リスクを上げることが知られています。糖尿病については、アルツハイマー型認知症の発症リスクを上げることもわかっています。

話をホモシステインに戻しましょう。

ホモシステインは神経細胞のＤＮＡを傷つけ、アポトーシス（細胞自死）を起こすことが試験管内の実験で明らかになっています。つまりホモシステインが高ければ、細胞が機能できなくなってしまうのです。

さらに、高ホモシステイン血症はアルツハイマー病をはじめとする認知症を引き起こす要因であることが報告されています。

１０９２名の認知症のない高齢者を8年間追跡調査したところ、血中ホモシステインが

14㎚ol／mℓを超えると、アルツハイマー病のリスクがほぼ倍になったという報告もあります（＊14）。また、大阪大学大学院医学系研究科神経内科学で、頭部ＭＲＩで脳小血管病や脳萎縮の重症度を評価した６４３人を平均７・３年観察したところ、ほかのすでに知られている危険因子とは独立して、血中ホモシステイン濃度が新規の認知症発症の発症予測因子であるとした報告もあります（＊15）。

ホモシステインがアルツハイマー病の原因物質であるアミロイドβたんぱくやタウたんぱくの蓄積を促すのです。

残念ながら、血漿中や細胞内のホモシステイン濃度は、加齢とともに上昇します。それでも、生活習慣、特に食生活を改善することで、ホモシステイン濃度を低くすることはできます。また、ホモシステインを増やさないという認知症予防のアプローチは、同時に動脈硬化や骨粗鬆症など、ほかの病気を防ぐ効果もあるのです。

葉酸・ビタミンB6・ビタミンB12がホモシステインを善玉化する

認知症はもちろん、さまざまな病気のリスクとなるホモシステイン。

この血中のホモシステインをなくす、あるいは減らす方法はないのでしょうか。ホモシステインができる過程をもう少し詳しく説明しましょう。

ホモシステインは、悪玉化したアミノ酸だといいました。

「そもそもホモシステインなんかできなければいいのに……」こんなふうに思った方もいるかもしれません。

残念ながら、ホモシステインは、私たちがたんぱく質をとる限り、必ずできてしまうアミノ酸です。

肉や魚などの食事を通して体内に取り込まれたたんぱく質は、消化されてアミノ酸に分解されます。アミノ酸は、体内でたんぱく質を合成する材料やエネルギー源として利用されたり、ホルモンや神経伝達物質などの生理活性物質の合成に使われます。

アミノ酸のなかでも、人間の体内では合成できず、食事から摂取しなければならないものを必須アミノ酸といいます。

ホモシステインが代謝されると、この必須アミノ酸の1つであるメチオニン（細胞の老化を抑える、免疫力アップなどの作用がある）や、活性酸素を取り除く解毒・抗炎症作用があるシステインに変換されるのです。

ホモシステインはこうしてできる

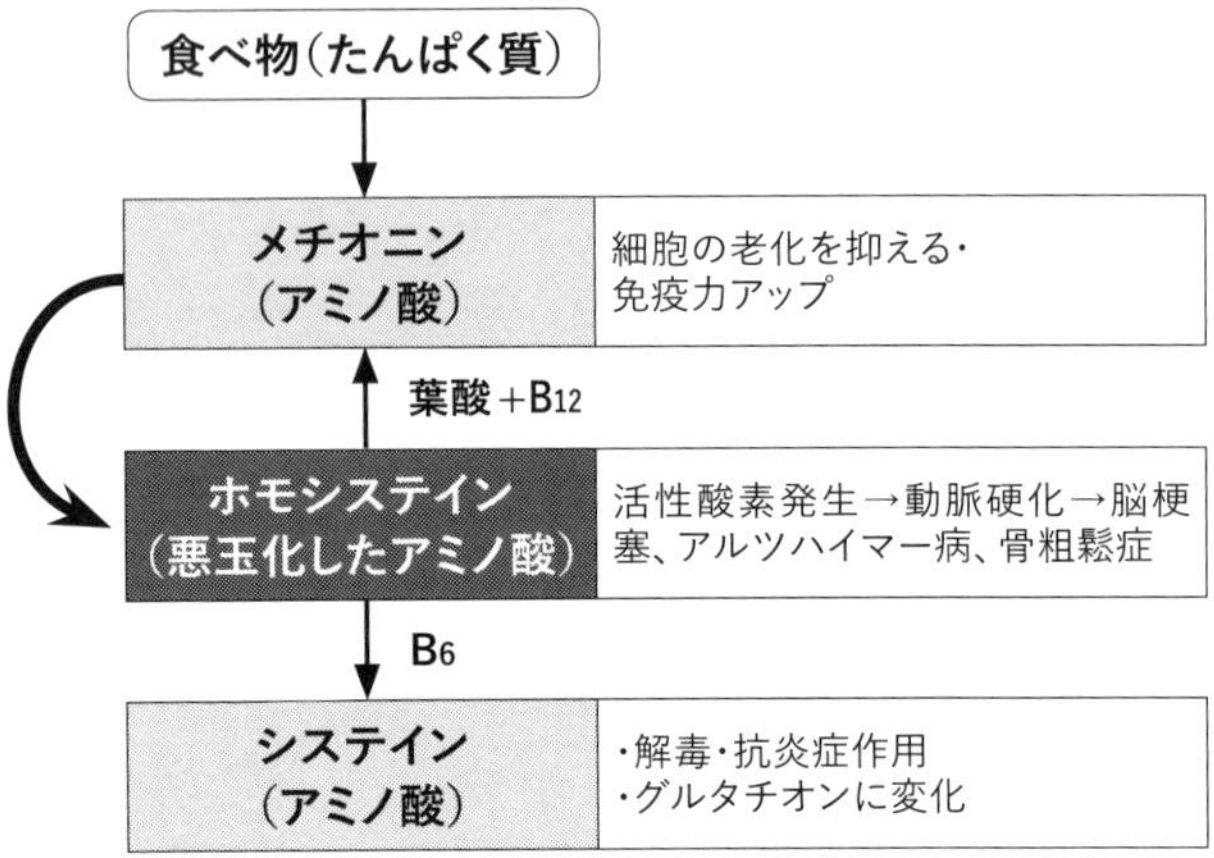

ここまで読んでいただいた方ならもうおわかりのように、問題になるのは、ホモシステインが血中で増えすぎてしまったときでしたね。

ホモシステインが増えすぎると、血管の内側の細胞を傷つけて動脈硬化のリスクを高めたり（これが脳血管性認知症につながる）、アミロイドβたんぱくをはじめとした老廃物の蓄積を促すなどしてアルツハイマー型認知症のリスクを高めたりします。

つまり、ホモシステインが増えすぎないためには、ホモシステインがメチオニンやシステインに代謝され、循環がうまくいっていればいいわけです。

このホモシステインの代謝には、欠かせない栄養素があります。それが葉酸・ビタミンB_6・ビタミンB_{12}の３つ。これらがホモシステインの代謝を促進し、ホモシステインの血中濃度を低下させ、無害化してくれます。

逆にいえば、葉酸やビタミンB_6・ビタミンB_{12}が欠乏すると、ホモシステインをメチオニンやシステインに変換することができなくなります。こうして体内にどんどんホモシステインがたまり、血液中に増えると、高ホモシステイン血症となり、動脈硬化や認知症のリスクを上げてしまうのです。

3つのビタミンB群の働き

繰り返しになりますが、ホモシステインを代謝するには、葉酸・ビタミンB_6・ビタミンB_{12}の３つの栄養素が必要です。

これら3つの栄養素は深いかかわりがあり、どれか1つが欠けてもうまく働きません。ですから、同時に摂取することが必要です。

では、それぞれの栄養素の働きについて説明しましょう。

1 葉酸……妊娠中にも欠かせない重要な栄養素

葉酸は、その名の通り、葉っぱに多く含まれている栄養素でしたね。「ビタミン」という名前こそついていませんが、ビタミンB群の一種です。

葉酸はビタミンB_{12}とともに、正常な赤血球の形成と細胞の遺伝物質であるDNAの合成に不可欠な物質です。ですから葉酸が不足すると、DNAの合成がうまくいかないだけでなく、その修復もうまくいかなくなります。そして、ビタミンB_{12}と協調して正常な赤血球の形成（造血作用）をおこなうため、葉酸が不足すると貧血が起こりやすくなるのです。

葉酸は男女を問わず必要とされていますが、特に妊娠を考えている女性や妊娠期の女性に積極的にとるようにすすめられている栄養素として、よく知られています。

葉酸は胎児の神経系の正常な発達にも必要です。葉酸を十分に摂取することで、胎児の神経管閉鎖障害のリスクが減ることがわかっています。胎児の脳神経がほぼでき上がるのは、妊娠のごく初期であるため、妊娠前から積極的に摂取をするよう、厚生労働省が全国の都道府県や医師会に対し、勧告を出しています。

葉酸を積極的にとってほしいのは、若い世代だけではありません。高齢者では、葉酸の摂取が少ないと骨折のリスクが増加することがあります。

葉酸に限らず、ビタミンB群の摂取は不足しがちです。その理由は、摂取する量そのものが少なくなっていること。ビタミンB群は水溶性なので、食材を加工すればどんどん抜けていってしまうのです。

例えば同じサラダを食べるにしても、とれたての野菜のサラダを食べるなら、ビタミンB群はたくさんとれるでしょう。でも、それがコンビニのサラダだった場合、加工の過程で野菜を洗ったり消毒したりします。それだけでビタミンB群はかなり失われてしまっているでしょう。

現代人の食生活では、「野菜を食べている」という自覚がある人でも、ほとんど栄養になっていないことが増えているのです。

体は少量の葉酸しか蓄えていないため、葉酸が少ない食事を続けていると、体にさまざまな問題が起こり、数カ月以内に葉酸欠乏症になります。

「普通の食生活を送っていればよほどのことがない限り、葉酸欠乏症まではならないだろ

葉酸摂取量（15〜69歳女性）の年次推移（2001〜2014年）

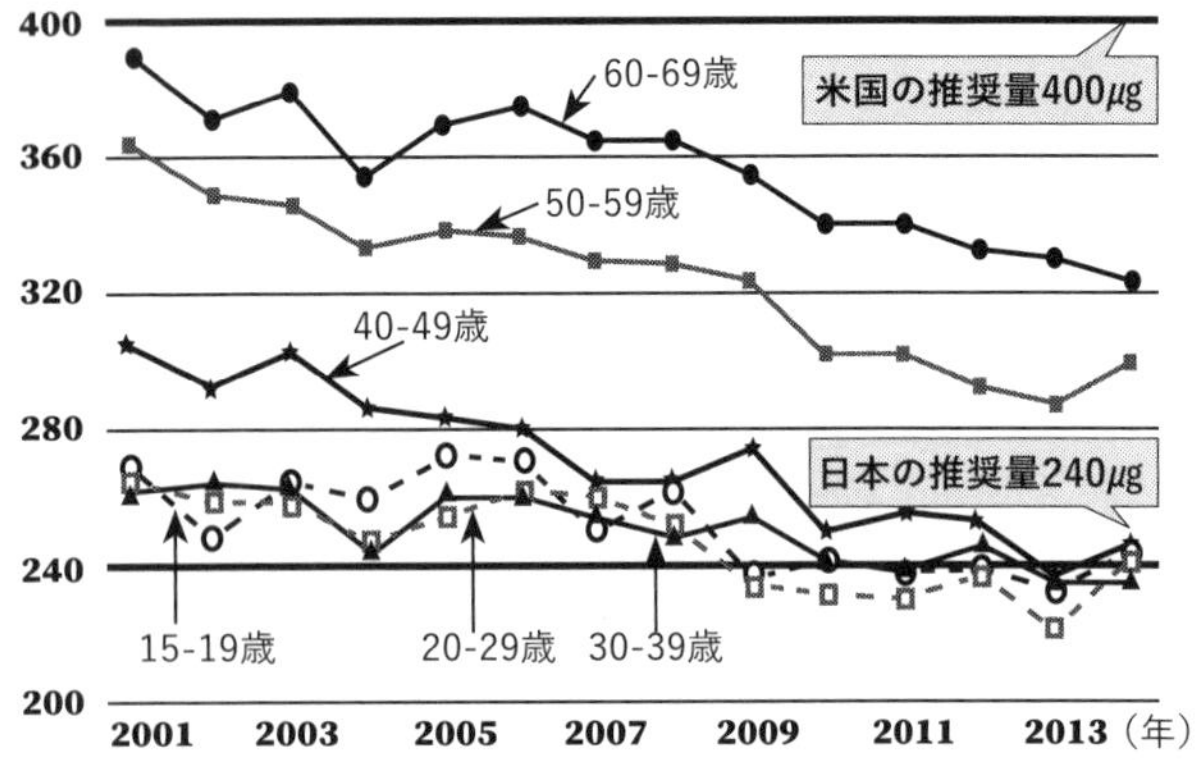

国民健康・栄養調査結果より

う」

と思われるかもしれませんが、現代の食生活では、生の葉野菜や柑橘類を十分に食べていない人が多いため、葉酸欠乏症は一般的によくみられます。

またどんなに野菜を食べていても、長時間の加熱調理によって食物中の葉酸の多くが破壊されてしまいます。

2001年から2014年までの葉酸摂取量の推移を見てみると、その摂取量は減っています。

またアメリカに比べると、その摂取量には大きな差があります。アメリカとの差は、「葉酸推奨量」の差であるといえます。

アメリカにおける認知症患者の減少

（2000年と2012年の比較。葉酸強化は1998年開始）

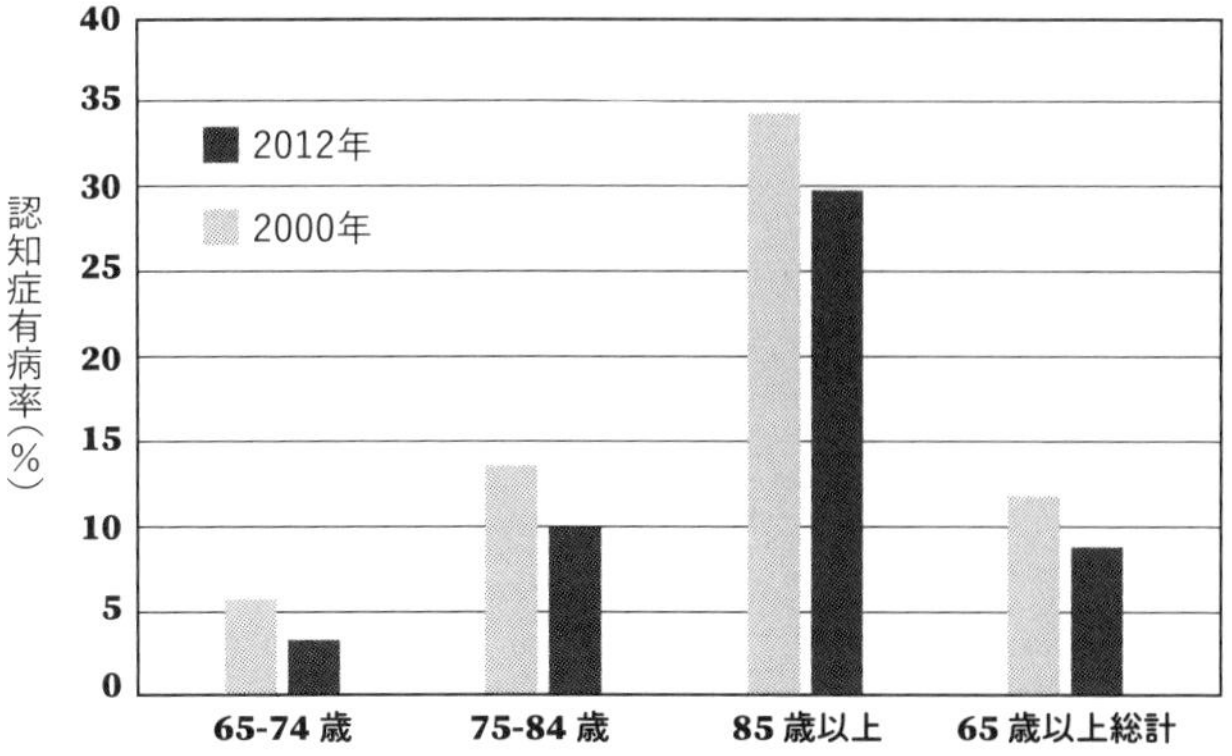

Langa KM,et al.*JAMA Intern Med.*2017;177(1):51-58
A Comparison of the Prevalence of Dementia in the United States in 2000 and 2012.

２０１５年版の日本人の葉酸の食事摂取基準が２４０μg（妊婦は４８０μg）であるのに対し、アメリカでは４００μgと１・５倍以上も高いのです。これは、アメリカが特別に高いわけではありません。今やＷＨＯの「栄養表示に関するガイドライン」やＦＡＯ（国際連合食糧農業機関）でも４００μgとされている、世界基準なのです。２４０μgという日本の葉酸推奨量は、それ以下になると貧血を起こすといわれるギリギリの量に過ぎないのです。

しかもアメリカでは今から20年も前の１９９８年に、すべてのパンや穀類に１００gあたり１４０μgの葉酸添加を義務付けたのです。その結果、要介護の高齢者が減少、心筋梗塞の大幅な低下など、アメリカでの健康寿命は延び、大きな成果を上げています。

また、アメリカでは葉酸摂取を開始してから、認知症患者が減少しているというデータもあります。

現在は世界87カ国で米を含む穀類への葉酸の法的な強制添加がおこなわれています（＊16）。

葉酸は、法的強制のある唯一の栄養素なのです。

葉酸摂取に対してまったく手つかずである日本は、完全に世界に後れを取っているといわざるを得ません。


女子栄養大学教授の香川靖雄先生は、このアメリカの穀類への葉酸添加義務化をきっかけに20年近くも葉酸の研究をされてきました。第1章でも紹介したように、現在は埼玉県坂戸市とともに、市をあげて「葉酸プロジェクト」を実践され、大きな成果を上げています。

例えば、２００６年から２０１２年度の参加者のうち、介入前後の比較が可能なケースでは、血液中の葉酸値は上昇し、ホモシステイン値は低下しました。どちらの値でも、認

葉酸値とホモシステイン値が改善

（2006〜2012年度参加者のうち介入前後比較が可能なケース）

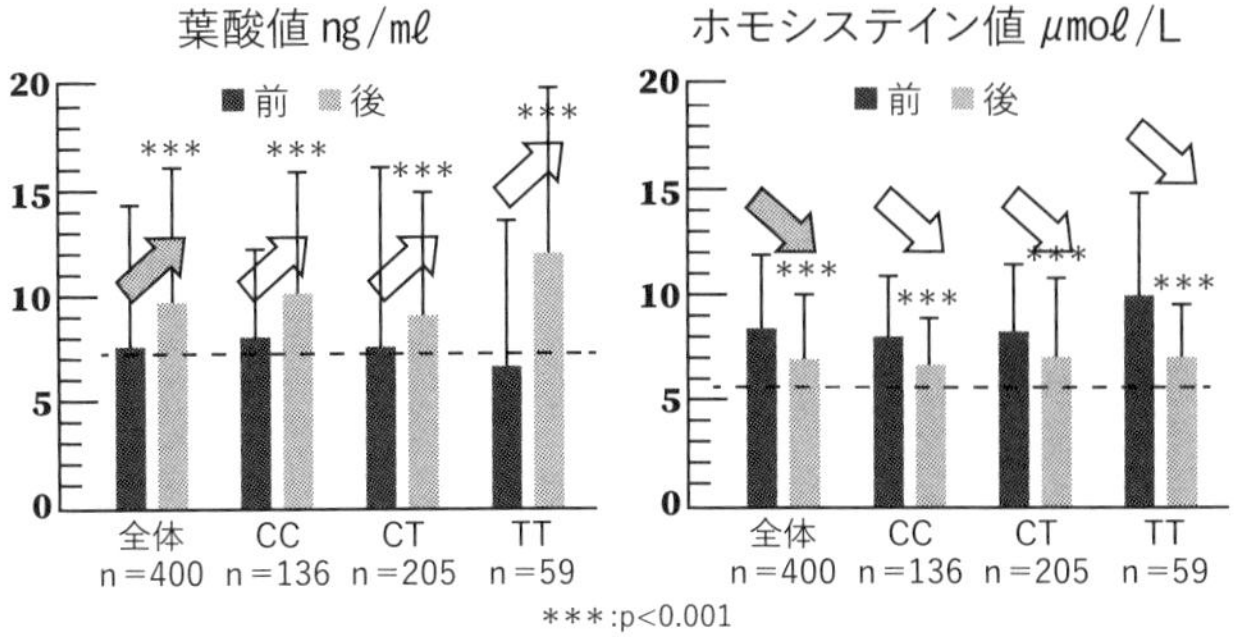

坂戸市で実施した「さかど葉酸プロジェクト」では、栄養指導により血液中の葉酸値が上昇する一方で、ホモシステイン値は低下した。葉酸の摂取にはCC型、CT型、TT型という3つの対立遺伝子の配列タイプが関係しているが、葉酸が不足しやすくホモシステインが高くなる体質であるTT型の人も栄養指導後は改善している。

知症予防の目標値を達成することができたそうです（＊17）。

香川先生も、食品からとる葉酸の摂取基準は400㎍が望ましいとしています。

香川先生が特別養護老人ホームなどでおこなった調査で、高齢者に葉酸の推奨量をとってもらい、血中の葉酸を調べたところ、葉酸欠乏が改善していなかったというデータがあります。つまり、食べ物から十分に葉酸をとっても、葉酸が足りていないのです。

香川先生はその原因として、高齢者では食べ物の消化に必要な消化酵素が不足し、食事中の葉酸を吸収することが難しくなっているのではないかと分析しています。

葉酸だけではありませんが、年齢によって

栄養の吸収効率は違います。このような年齢による吸収効率の違いも、葉酸の摂取基準に反映されていないのが現状なのです。

葉酸欠乏症の一般的な原因としては、先述したように現代人の食生活や加熱調理により失われてしまうことのほかに、低栄養、アルコール依存症があります。

大量に飲酒する人は、アルコールを食べ物の代わりにすることがよくあるため、十分な葉酸を摂取していません。お酒好きな人ほど、全般的に低栄養であることはよくあることです。大量の飲酒はまた、葉酸の吸収と代謝を妨げてしまいます。

そのほか、吸収不良を引き起こす病気がある人や、葉酸の必要量が増加する妊娠中や授乳中の女性および人工透析を受けている人は、葉酸欠乏症を発症することがあります。

人工透析は、腎臓の働きの一部を人工的に補う治療法です。糖尿病は国民病といわれ、人工透析をされている方は年々増加しています。

人工透析では、腎臓の代わりに、血液中の老廃物や余分な水分を透析液によって取り除いています。その過程で、葉酸に限らずビタミンやミネラルなどの栄養素を再吸収できなくさせてしまう、ということです。ですから人工透析をおこなっている方は、ビタミン不足、ミネラル不足に注意しなければなりません。

また、多くの抗けいれん薬や、潰瘍性大腸炎の治療に用いられる薬、がんや関節リウマチ、高血圧、糖尿病の薬の一部や、抗菌薬も葉酸の代謝を妨げます。

これらの治療を受けている人は、意識して葉酸をとるようにしましょう。葉酸は、食品からとる分には、とりすぎということはまずありません。

2 ビタミンB_6……お酒や薬の代謝で減ってしまう

ビタミンB_6は、炭水化物とアミノ酸、脂肪（脂質）の吸収や代謝の働きや、正常な神経機能、赤血球の形成に必要不可欠な栄養素です。皮膚を健康に保つのにも役立ちます。

ビタミンB_6はほとんどの食物に含まれているため、食事による欠乏症はまれですが、アルコールやタバコ、薬剤などはビタミンB_6の吸収を阻害します。吸収不良を生じる病気、アルコール依存症、甲状腺機能亢進症、体に蓄えられているビタミンB_6を使い果たす薬剤の使用などによって、ビタミンB_6欠乏症が起こる場合があります。

このような作用を持つ薬には、抗菌薬のイソニアジド、降圧薬のヒドララジン、コルチコステロイド、関節リウマチやウィルソン病などの治療に使用されるペニシラミンがあります。

万が一ビタミンB_6が不足してしまうと、皮膚炎や貧血、虫歯、下痢、食欲不振などの症状を起こすことがあります。

また、葉酸と同じく、長時間の調理により食品からビタミンB_6が取り除かれてしまったために、欠乏症が起こることがあります。

3 ビタミンB_{12}……葉酸とセットで働く

ビタミンB_{12}（コバラミン）には葉酸を活性化させる働きがあるため、葉酸とセットでとってほしい栄養素です。ですから、ビタミンB_{12}単独で語られることはまずなく、常に葉酸とペアで説明されることが多いのです。

その働きは葉酸と同じく、赤血球の形成と成熟、および細胞の遺伝物質であるＤＮＡの合成に必要です。また、神経を守り、正常な働きをさせるためにも必要とされています。

ビタミンB_{12}は通常の食事で不足することはまずありません。

その他の多くのビタミンと違い、ビタミンB_{12}は、体に必要とされるときまで、十分な量が主に肝臓に蓄えられています。もしもビタミンB_{12}を摂取しなくなってしまった場合、通常は約３～５年で体内に蓄えられている量が使い切られます。

ビタミンB_{12}が欠乏すると貧血になることがありますが、すでに肝臓に大量のビタミンB_{12}が蓄えられているため、貧血が発生するのは欠乏がはじまってから３～５年後になることがあります。

葉酸のところで、高齢者になると、栄養素の吸収が悪くなってくると説明しました。その理由は、年とともに胃酸などの消化酵素の分泌が悪くなってしまうからです。

このとき胃酸不足があると、さらに消化が悪くなるという悪循環に陥ります。

胃酸の分泌が悪くなれば、どの栄養素も吸収が悪くなりますが、そのなかでも特にビタミンB_{12}には胃酸が必要とされています。

高齢者が「胃もたれがする」「胃が痛い」などと訴えると、よく病院ではH_2ブロッカーといわれるヒスタミンH_2受容体拮抗薬が処方されます。ところが、これを服用することによって、さらに胃酸の分泌が抑えられ、消化が悪くなってしまいます。するとビタミンB_{12}の吸収も悪くなる……というわけです。

また2型糖尿病の治療に広く用いられている薬のなかにも、血中のビタミンB_{12}の濃度を低下させてしまうものがあります。

ちなみに、ビタミンB群は腸でも合成されますが、そもそも腸内環境が悪くなると合成量が減ってしまいます。ただでさえ、年を重ねてくると、腸内環境が変わり、悪玉菌が増えてきます。ビタミンB群をせっせと合成してくれるのは善玉菌です。そこに、例えば感染症に対する抗生物質の使用などをおこなった場合、腸内環境が一気に変わり、悪玉菌が優勢となり、ビタミンB群の合成量が減るということもいわれています。

ビタミンというと、野菜や果物などに多い気がしますが、ビタミンB_{12}は植物性食品にはほとんど含まれておらず、多くは動物性食品に含まれています。

年齢とともに消化機能が衰えてくると、ビタミンB群を多く含む肉類やレバー、卵などを避ける方も多いと思います。しかし、これらを避け、菜食中心の食生活を送っていると、ビタミンB_{12}が不足してしまいます。

ビタミンB_{12}欠乏症は、特に60歳以上の人では、貧血が発生しなくても神経の損傷（神経障害）を引き起こすことがあります。

糖質をエネルギーに変えるのにも不可欠

ビタミンB群には、ホモシステインを分解するために必要な葉酸やB_6・B_{12}のほかに、B_1・B_2・ナイアシン・パントテン酸・ビオチンの８種があります。第１章でも説明しましたが、ビタミンB群は、葉酸やB_6・B_{12}だけでなく、ビタミンB群として複合的にとることが大切です。

ビタミンB群は別名「代謝ビタミン」とも呼ばれていて、摂取した食物を代謝してエネルギーに変えてくれる栄養素でもあります。生命活動の源であるエネルギーの産生には不可欠なのです。

ビタミンB群は糖質の代謝にも深くかかわっています。なかでも糖をうまく体内で利用するためにはビタミンB_1・B_2・ナイアシンなどが必要です。ビタミンB群が不足すれば、血糖値が下がりにくくなります。血糖値が下がりにくくなれば、余った糖は体内のたんぱく質と結合してしまい、糖化を起こし、老化を早める原因になってしまうのです。

つまり、ビタミンB群を摂取することは、老化の3大要因である糖化を防ぐ働きがあるのです。

また、血糖が高い状態が続くと、神経細胞がエネルギー源となる糖を取り込みにくくなります。神経細胞が糖を利用できなくなれば、慢性的なエネルギー不足となり、脳の機能低下につながります。

さらに、第1章で先述した通り、血糖が上がれば上がるほどインスリンという血糖を下げるホルモンが膵臓からたくさん分泌されます。このインスリンを分解する酵素は、脳内ではアミロイドβたんぱくを分解する役目を担っていますから、インスリンが過剰に分泌されると、インスリン分解酵素が不足し、同時にアミロイドβたんぱくも分解できなくなります。

結果、アミロイドβたんぱくが脳にたまりやすくなるのです。

甘いものをとりすぎたとき、あるいはご飯、パン、麺類などの炭水化物をとりすぎたときにビタミンB群が不足してしまうのは、糖質の代謝に使われてしまうからです。

それ以外にも、精製加工食品をとりすぎたとき、先述した過度のアルコール摂取、過食、ストレス、薬の使用などでもビタミンB群は大量に消費されてしまいます。

繰り返しになりますが、ビタミンB群が欠乏すれば、糖の代謝がとどこおるため、血糖値が上がりやすくなります。血糖が上がれば上がるほど、血糖が高い時間が長ければ長いほど糖化は進んでしまいます。

糖化を防ぐためにも、認知症予防の観点からも、ビタミンB群はぜひ摂取しておきたい重要な栄養素です。

初期の認知症とうつは区別がつきにくい

初期の認知症はうつとの区別がつきにくいといわれています。これは、私も臨床の現場で実感していることでもあります。

認知症には中核症状と周辺症状があります。

中核症状とは認知症に共通の症状で、脳の神経細胞が壊されることで起こる症状です。いってみれば「直接的な」症状であり、記憶障害や、時間や場所、人物がわからなくなる見当識障害、失語、理解・判断力の障害などがあります。

これに対して周辺症状は中核症状に付随して起きる症状で、個人差が大きいものです。もともとあった疾患などと絡み合って出てくるもので、このなかに不安、抑うつなどのうつ症状もあります。

認知症の初期は、物忘れが増えたり、今までできたことができなくなってきたことから、誰でも不安を覚えるものです。気持ちも落ち込み、外に出られなくなることもあります。これがうつの症状とよく似ているのです。

一方、うつ病は脳の機能が低下してしまうので、ものをなかなか覚えられなくなるということがあります。

うつ病の患者さんのなかに、「最近、よく物忘れをするんです」と訴える人もいます。実際、その後に認知症になる患者さんもいます。そもそものうつ病の症状が認知症に似ているのです。

一般的には、認知症でのうつ状態では、あまり物忘れを訴えることがありません。むしろ、

「最近ちょっと元気がない」

「食事の量が減った」

「外に出なくなった」

というようなことを訴えます。

逆にどちらかというとうつ病の方が、物忘れを訴えてくることが多いです。そこに不安感や抑うつ、不眠や食欲低下などをあわせて訴えてきます。

物忘れがあると、ホモシステイン値を測ることはありますが、ホモシステインが高いからうつだ、認知症だと単純に診断できるものではありません。ＣＴやＭＲＩなどの画像検査をして、明らかに海馬など脳の萎縮が強ければ認知症を疑います。

早くうつ病が血液検査でわかるようになればいいと思いますが、客観的なデータだけで判断するのは難しく、医師の主観によるところが大きいのが現状です。


では、初期の認知症とうつは明確に区別をつけるべきものなのでしょうか。実はそうともいえません。高齢者にうつ症状があると、認知症になりやすいこともわかっています。

そして、うつと認知症両方の症状がある場合も珍しくありません。

うつ病と認知症は常に別々に存在するわけではないのです。

うつ、不眠を防ぐビタミンB群

セロトニン、ドーパミン、アドレナリン、ノルアドレナリン、GABA《ギャバ》（γ《ガンマ》−アミノ酪《らく》酸《さん》）などの名前を聞いたことがあるでしょうか。これらは神経伝達物質の名前です。

神経伝達物質は、神経細胞が隣の神経に信号を伝えるために必要な脳内のホルモンです。

脳の神経伝達物質は、どのようにしてつくられると思いますか？

脳の神経伝達物質も栄養、つまり食べ物からつくられています。

まず、基本となる原料はたんぱく質。たんぱく質は筋肉や皮膚、髪の毛から爪まで、私たち人間の体をつくる重要な原料ですが、脳内の神経伝達物質にとっても例外ではありません。

食事によってたんぱく質が体内に取り入れられ、消化酵素でアミノ酸に分解されると、血液に入っていきます。

神経伝達物質に合成されていく過程で、葉酸、ナイアシン、ビタミンB_6などのビタミンB群、鉄などの助けを借りて合成されますが、そのなかでもビタミンB群は、脳内の神経

神経伝達物質の合成過程

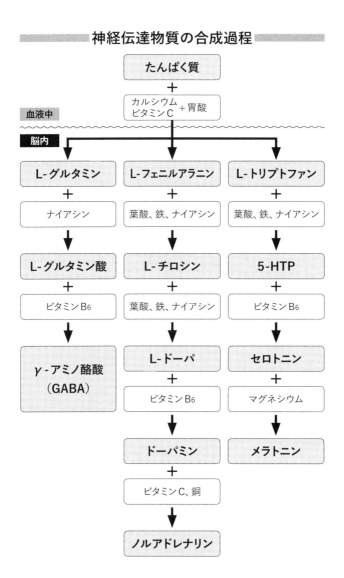

伝達物質のすべての合成にかかわっている、非常に重要な栄養素なのです。

気持ちの落ち込み、不安、意欲低下、不眠など、うつ病にしばしばみられる症状は、この神経伝達物質の不足によって起こると考えられています。

例えば、うつ状態では、脳内でセロトニンという神経伝達物質が不足しています。セロトニンが不足すると抑うつ気分や不安が起こりやすくなります。

また、うつの症状にも不眠がありますが、セロトニンから変化するメラトニンという神経伝達物質は、睡眠には欠かせない物質です。これが不足すると、不眠になるのです。さらに、GABAという神経伝達物質が不足しても、不安や不眠になりやすくなります。

ドーパミンやノルアドレナリンは、集中力や意欲に関連している神経伝達物質です。減少すると集中力が落ち、「頭が働かない」「やる気が出ない」「物事を覚えられない」といった訴えにつながります。

またビタミンB群は神経伝達物質の合成のすべてにかかわっていることは、すでに述べた通りです。ビタミンB群の摂取が減少すれば、当然、その合成も減少してしまいます。

ビタミンB群は、生きるために必要なエネルギーを合成する回路が働くためにも必要になるため、ビタミンB群の摂取が少なくなると、疲労感や倦怠感《けんたい》といったうつ病でもよく見られる症状もあらわれやすくなります。

もちろんうつ病は、栄養不足だけで発症するものではないので、ビタミンB群を補っていればうつ病にならないというものではありません。

ただ、精神状態に大きな影響を及ぼす脳の健康を維持するためには、栄養が非常に重要であることは間違いありません。そしてうつ病は認知症のリスクを上げることも事実です。うつ病を予防することは将来の認知症予防にもつながるのです。

注目の栄養素「ビタミンD」も認知症に関係

ビタミンDは、最近特に注目されている栄養素です。

ビタミンB群やビタミンCと比べて、一般的にはあまり知られておらず、どんな食品に多く含まれているかも知らない方が多いのではないでしょうか。

ビタミンDは、コレステロールを材料として、紫外線を浴びると皮膚で合成されるという珍しい栄養素です。

ビタミンDはカルシウムや骨の代謝に不可欠な栄養素として知られていましたが、最近では免疫力のアップやアレルギー症状を改善する作用、骨粗鬆症の予防、うつや不安を和らげるなど、さまざまな効果があることが知られています。

冬になると毎年インフルエンザが流行しますが、ビタミンDはインフルエンザの予防にも役立ちます。実際、小・中学生にビタミンDのサプリメントを摂取してもらったところ、インフルエンザにかかる率が半分に減ったという報告もあります（＊18）。

実はこのビタミンD、認知症とも関連があります。

２０１２年、認知機能低下や認知症がビタミンD欠乏と関連していることが、「Neurology」（神経学）という医学雑誌で報告されました。

この研究は「メタアナリシス」という複数の研究のデータをまとめて解析するという手法で、研究の世界では、最も信頼性が高い方法として知られています。

その研究によると、ビタミンDの血中濃度が高いほうが、認知機能テストの点数が高く、アルツハイマー病では、そうでない人と比べてビタミンDの濃度が低かったそうです（＊19）。

また、イギリスのエクセター大学のチームが心血管健康調査に参加している65歳以上のアメリカ人の高齢者１６５８名を観察し、アルツハイマー病やその他の種類の認知症について、６年間追跡調査したところ、中程度のビタミンD欠乏では、すべての種類の認知症の発症リスクが53％増加し、深刻なビタミンD欠乏では１２５％も増加していました。

アルツハイマー病についても同様で、中程度のビタミンD欠乏では69％増加したのに対し、深刻なビタミンD欠乏では１２２％と、大幅な増加が見られました（＊20）。

先述したように、ビタミンDは紫外線を浴びれば合成できます。

夏の直射日光のもとでは、日焼け止めクリームを使わずに１日に10～30分程度浴びれば、必要量を合成できるといわれています。

ただ、冬は日差しが弱いため、もっと多くの時間が必要です。

季節に限らず、現代人は屋外で働く時間が減っています。また、シミやシワが増えることを嫌い、紫外線予防の日焼け止めクリームを塗ったり、帽子や日傘を使ったりすることによって紫外線をカバーする人が増えてきました。しっかりと紫外線予防ができるようになった一方で、体内でのビタミンDの量は不足していると予想されます。

余談ですが、日焼け止め化粧品の効果の程度をあらわす数値にＳＰＦというものがあります。しっかり日焼け予防したいからと、ＳＰＦ50の日焼け止めを使っている人もいるかもしれません。ＳＰＦ50や60など、あまりにも数値が高い日焼け止めを塗っていると、逆に皮膚を酸化させ、肌が弱い人では荒れてしまうこともあります。実は、日焼け止めにはＳＰＦ15程度のものをこまめに塗れば十分だといわれています。


冬になると気持ちの落ち込みなどが出てくる、「冬季うつ」と呼ばれる季節性の感情障害は、日照時間の減少によるビタミンDの合成量の低下が一因と考えられています。

紫外線予防も大切ですが、ビタミンDを増やすためにも、紫外線の弱い時間帯に散歩をしてみる、朝起きたら窓を開けて日差しを浴びるなど、できることからはじめてみてください。

ビタミンDは乳製品や動物性のたんぱく質に含まれていますが、紫外線による皮膚での合成不足をまかなえるほどの量を、食事からとるのはなかなか難しいでしょう。必要に応じてサプリメントなどを併用して補うことも検討してみましょう。

第3章

ボケない人の最強の食事術

――この食べ物、食べ方が脳の老化を止める

認知症を防ぐ食べ方・4つのルール

認知症を防ぐには、具体的に何をどれくらい食べたらいいのでしょうか。

第3章では、実践的な食事法について紹介していきます。

具体的な食べ方を紹介する前に、まずは今までのおさらいの意味を含めて、認知症を防ぐ食べ方を4つのルールに分けて説明します。

【ルール❶】老廃物の蓄積を抑える

◎とるべき栄養素……ビタミンB群（葉酸・ビタミンB6・ビタミンB12）

認知症を防ぐ第1のポイントは、脳にたまる老廃物を減らす、またはなくすことです。

神経にダメージを与え認知症を起こす原因となる、ホモシステインの蓄積を抑える役目を果たすのが、ビタミンB群の葉酸・ビタミンB6・ビタミンB12でした。

葉酸・ビタミンB_6・ビタミンB_{12}の3つの摂取にこだわらず、「ビタミンB群」として複合的にとるように意識しましょう。

ビタミンB群は糖を体内でうまく利用するためにも必要です。ビタミンB群が不足し、血糖値が高い状態が続けばインスリンが過剰に分泌され、インスリンの分解酵素が使われ、アミロイドβの分解ができなくなります。結果としてアミロイドβたんぱくの蓄積につながることは、第2章ですでに述べた通りです。

またエネルギーの代謝や、脳内神経伝達物質の合成すべてにかかわっているビタミンB群は、常に消費され続けているので、食いだめができません。毎日補うように心がけてください。

特にストレスが多い人、アルコールを摂取する人、甘いものが好き、ご飯やパンや麺類が好きという糖質過多の食生活を送っている人は、積極的にとるようにしましょう。

葉酸・ビタミンB6・ビタミンB12が多く含まれている食べ物

	食品	1人分（g）	1人分目安量	葉酸（μg）	ビタミンB6（mg）	ビタミンB12（μg）
野菜	ブロッコリー	70	1/4個	147	0.19	0.0
	ほうれん草	70	1/3束	147	0.10	0.0
	小松菜	70	1/3束	77	0.08	0.0
	大根葉	30	汁具材（1杯分）	42	0.05	0.0
	春菊	50	1/3束	95	0.07	0.0
	モロヘイヤ	30	1/3束	75	0.11	0.0
	菜の花	50	1/3束	170	0.13	0.0
	ニラ	50	1/2束	50	0.08	0.0
	オクラ	50	4〜5本	55	0.05	0.0
	グリーンアスパラガス	50	2〜3本	95	0.06	0.0
	サニーレタス	20	2〜3枚	24	0.02	0.0
	チンゲン菜	60	1/2束	40	0.05	0.0
	水菜	80	1/2束	112	0.14	0.0
	豆苗	50	1/2袋	75	0.11	0.0
果物	アボカド	40	1/4個	34	0.13	0.0
	イチゴ	75	中3粒	68	0.03	0.0
	マンゴー	70	1/4個	59	0.09	0.0
海藻・茶	焼きのり	3	1枚	57	0.02	1.7
	煎茶（抽出液）	100	湯のみ1杯	16	0.01	0.0
	抹茶	2	茶さじ1杯	24	0.02	0.0
大豆製品	豆腐	100	1/3丁	12	0.05	0.0
	枝豆	80	一握り（さやなし）	256	0.12	0.0
	納豆	40	1パック	48	0.10	0.0
	調製豆乳	200	コップ1杯	62	0.10	0.0
	きな粉	10	スプーン1杯	22	0.05	0.0
卵類	全卵	50	ML1個	22	0.04	0.5
	たらこ	30	1/3腹	16	0.08	5.4
	すじこ	25	大さじ1	40	0.06	13.5
肉類	鶏レバー	35	1串	455	0.23	15.5
	豚レバー	45	3切	365	0.26	11.3
	豚肉（もも脂身つき）	80	1人前	1	0.30	0.2
	和牛（もも脂身つき）	80	1人前	6	0.27	1.0
魚類	田作り（カタクチイワシ）	20	小皿盛	46	0.07	12.9
	ウナギの肝	35	1串	133	0.09	0.9
	サバ	80	1切	9	0.47	10.3
	サンマ	100	大1尾	14	0.51	15.4
	アジ	80	1切	4	0.24	5.7
	サワラ	80	1切	6	0.32	4.2
	ブリ	100	1切	7	0.42	3.8
	キハダマグロ	60	刺身3枚	3	0.38	3.5
	白サケ	80	1切	16	0.51	4.7
	カツオ	100	刺身4枚	4	0.76	8.6

（成分値は「日本食品標準成分表2015版（七訂）」、各食品は「生」値を示した。
「葉酸プロジェクトまるわかりBOOK」より引用改変）

【ルール❷】血糖値を上げない

◎とるべき栄養素（食品）……たんぱく質、ビタミンB群、ココナッツオイル、MCTオイル

◎避けるべき栄養素（食品）…糖質が高いもの

糖化は体にコゲをつくる、老化の3第要因の1つでしたね。糖化は老化を促進させ、認知症発症リスクをじわじわと上げていきます。

糖化を抑えることはすなわち、血糖値を上げない食事をすること。

ご飯やパン、麺類、甘いものなどの糖質を過剰に摂取すると血糖値が上がります。血糖値が上がれば、認知症の発症リスクも上がります。

前項で述べたように、血糖値が高い食生活を続けるとアミロイドβたんぱくの蓄積につながるだけでなく、糖尿病のリスクも上がります。

糖尿病患者と健常者を比べると、認知症の発症リスクが高いことはよく知られています。

これは、上記の理由のほか、血糖値が高いままの状態が続くことで、脳血管や脳の神経に障害が起こりやすくなるためだといわれています。

血糖値を上げすぎないためには、糖質を多く含む食事をある程度制限することが基本です。

食事をすれば誰でも血糖値は上がります。通常の場合、血糖値はゆるやかに上がり、ゆるやかに下がり、食後3～4時間で空腹時と同じ程度の値になり安定します。ところがこの血糖値の上がるスピードが速い、あるいは血糖の高い状態が長く続くと、インスリンが大量に分泌されます。

この血糖を急激に高くする、血糖の高い状態を続けてしまう犯人は、糖質の高い食品なのです。

たんぱく質をしっかりとることも重要です。

たんぱく質は、糖質を食べたときに比べて血糖値の上昇がゆるやかです。食事をする際には、最初の段階でたんぱく質をしっかり食べておくと、血糖値の急上昇を抑えることができます。食べる順番としては、野菜（食物繊維）や肉や卵、魚などのたんぱく質を食べてから、最後に少量の糖質をとるといいでしょう。

同時に、よく噛んで食べることも、血糖値の上昇をゆるやかにします。

糖を代謝する働きがあるビタミンB群については、すでに述べた通りです。

最後におすすめしたいのが、ココナッツオイルやMCTオイル（中鎖脂肪酸）です。油もたんぱく質と同じように、血糖値の上昇がゆるやかです。だからといってどんな油でもいいというわけではありません。オイルについてはこの後、説明します。

【ルール❸】酸化・炎症を抑える

◎とるべき栄養素（食品）……オメガ3系脂肪酸、ビタミンC・E・D、亜鉛、マグネシウム、各種ポリフェノール（クルクミン、カテキン、フェルラ酸、レスベラトロールなど）、腸内環境を整える栄養（乳酸菌、ビフィズス菌、オリゴ糖など）

酸化は体をサビつかせ、炎症は体を守るために自らを傷つけ、老化を促進させてしまいます。

これらを防ぐために必要な栄養素はたくさんあります。

1つが良質な油をとること。具体的には、オメガ3系脂肪酸といわれる油（脂肪）をとることです。生命維持に必須の脂肪で、魚油に含まれるＤＨＡ、ＥＰＡ、α-リノレン酸の亜麻仁油やエゴマ油、チアシードオイルなどがそうです。

脂肪酸は大きく飽和脂肪酸と不飽和脂肪酸に分かれます。オメガ3系脂肪酸は不飽和脂肪酸のなかの、さらに多価不飽和脂肪酸（必須脂肪酸）の1つで、炎症を抑制する作用があります。体内でつくることができないため、食べ物から摂取するしか方法がありません。

なかでも魚油に含まれるＤＨＡは、摂取することにより、アミロイドβたんぱくやタウたんぱくなどの老廃物を減らすことがわかっています。

ちなみに多価不飽和脂肪酸にはオメガ6系の脂肪酸（リノール酸）もあり、こちらはベニバナ油、コーン油、大豆油などに多く含まれています。揚げ物や炒め物のほとんどに使われているのが、この油です。オメガ6系脂肪酸は、反対に炎症を促進する作用がありま す。現代人の食生活では圧倒的にオメガ6系脂肪酸の摂取が多いため、食生活ではできるだけオメガ3系脂肪酸を増やし、オメガ6系脂肪酸を減らすように心がけましょう。

ビタミンCはシミやシワを防ぐ栄養素としてよく知られていますが、抗炎症作用があるコルチゾールというホルモンをつくるために必要な栄養素です。コルチゾールはストレスがあるときに大量に産生されてしまうため、過剰なストレスがあるとビタミンCも消耗されてしまいます。ビタミンCは体内で合成することができないため、食事から摂取しなければなりませんが、ビタミンB群と同様に水溶性なので、こまめに摂取する必要がありま す。

ビタミンEは、脂溶性のビタミンで、細胞膜に存在し、細胞を活性酸素から守っていま す。それだけではなく、放射線からも体を守ってくれます。ビタミンCと同じく、ストレスやお酒、タバコで消耗されてしまいます。

また一度活性酸素を消去して役目を終えたビタミンEは、血中に分布するビタミンCによってリサイクルされ、再び抗酸化作用を取り戻します。ですからビタミンCとビタミンEは切っても切れない関係であり、両方の摂取が必要になるのです。

ビタミンDに関しては、第２章の最後にお話しした通りです。脂溶性のビタミンで、紫外線を浴びると皮膚で合成され、カルシウムの吸収促進、免疫力のアップ、アレルギーや炎症の緩和、うつや不安の緩和などの働きがあります。

ビタミンDは、食品からとるのはなかなか難しいものの、しらすや焼きザケ、イワシの缶詰などに含まれています。食事からとるほかに、直射日光を浴びる、サプリメントを接種することも検討しましょう。

亜鉛は、肌や髪、爪、粘膜などの健康維持に必要な栄養素です。300種類以上の酵素にかかわっているといわれていますが、加工食品の摂取などによって消費されてしまうため、現代人には不足しがちな栄養素です。インスリンの分泌を増やし、血糖の調節にもかかわっています。

マグネシウムは、抗酸化酵素の材料となるため、酸化防止には欠かせない栄養素です。また血管を拡張したり、睡眠を促すホルモンであるメラトニンの生成にもかかわっているほか、インスリンを効きやすくして血糖値を抑える作用もあります。

ポリフェノールという栄養成分の名前は、普通によく聞かれるようになってきました。クルクミン、カテキン、フェルラ酸、レスベラトロールなどが有名です。体にいいといわれていますが、どのようなものか知っていますか？

ポリフェノールは植物が紫外線や害虫などから自分の体を守るためにつくっている物質

で、植物の皮の部分に多く含まれています。例えばブルーベリーには、ポリフェノールの一種であるアントシアニンが含まれています。

どの成分も非常に抗酸化作用、抗炎症作用が強いといわれています。なお、前述のクルクミン、カテキン、フェルラ酸、レスベラトロールもＤＨＡと同様に、アミロイドβたんぱくやタウたんぱくなどの老廃物を減らします。

さらに、体内の炎症を防ぐのに大切なことは、腸内環境を整えることからスタートするといっても過言ではありません。

また、体内に炎症が起きていれば、腸内にも炎症が起きています。腸の粘膜が荒れていると、アレルギーや血糖値の上昇も起こりやすくなります。腸内環境を整える栄養（乳酸菌、ビフィズス菌、オリゴ糖）をとることも大切ですが、それ以外にも、腸内環境を整えるためにできることはたくさんあります。

これまで説明してきた「糖質を控えること」「良質な油をとること」のほか、「よく噛んで食べること」「同じ食品を連日食べない（アレルギー予防のため）こと」などです。簡単にできることばかりですので、今日の食事からすぐにはじめてみましょう。

◎ビタミンCを多く含む食品…赤ピーマン、パセリ、レモンなどの柑橘類、イチゴ、キウ

イなど

◎ビタミンEを多く含む食品…アーモンド、ピーナッツ、大豆、アボカド、キャビア、いくら、たらこ、青魚など

◎亜鉛を多く含む食品…………カキなどの貝類、牛肉、豚肉、うなぎなど

◎マグネシウムを含む食品……豆腐・納豆などの大豆製品、ナッツ類、青魚、わかめ、こんぶ、ひじきなど

【ルール❹】脳の栄養を補給する

◎とるべき栄養素（食品）……DHA、レシチン、鉄、マグネシウム、ビタミンB群

脳が栄養不足になれば当然、認知機能も低下していきます。脳に必要な栄養素をしっかり補給してあげましょう。

ＤＨＡは青魚などに多く含まれている油で、先述したオメガ3系脂肪酸です。脳の栄養素としてとても重要で、脳内神経細胞の膜に多く含まれています。また、外部からの刺激

や神経細胞からの情報などを受け取るために、神経細胞から枝のようにいくつも伸びている神経樹状突起《じゅじょうとっき》の形成にも深くかかわっています。

ちなみに母乳にはＤＨＡが多く含まれていますが、これは乳児の脳の発達を促す働きがあるためです。このことからも、脳に及ぼす作用が大きいことがわかるのではないでしょうか。

レシチンは脳内伝達物質のアセチルコリンの前駆物質で、卵黄や大豆製品、レバー、サケなどに多く含まれています。アセチルコリンは記憶力に関連する物質で、アセチルコリンの合成には、コリンやビタミンB_1・B_{12}などがかかわっています。コリンは通常、レシチンの形で食材から摂取されます。

アルツハイマー型認知症の患者さんでは、アセチルコリンの減少が確認されています。特に高齢者は、加齢とともに体内のアセチルコリンの量が減少するため、コリンを十分に摂取することが大切です。

鉄分というと、貧血予防の栄養素と思われがちですが、ビタミンＢ群やマグネシウムと同じように、脳内の神経伝達物質を合成する過程で必要な栄養素です（85ページ参照）。

体内に鉄が十分になければ、脳内神経伝達物質が足りなくなり、脳の正常な働きを妨げてしまいます。

このほか、大切な栄養素としてビタミンB群やマグネシウムもあります。これらの働きについては、前に説明した通りです。

毎食とってほしい葉物野菜

では、いよいよ具体的に食べてほしいものについて説明しましょう。

認知症を予防するのにまず積極的にとりたい食材として第一に挙げたいのが、葉物野菜です。その理由は、なんといってもそこに含まれる葉酸が、ホモシステインを分解してくれるからです。

葉酸はその名の通り、野菜の葉っぱに多く含まれています。つまり、野菜が豊富な食生活を送ればいいのです。

ただ、1つ注意が必要です。葉酸は水溶性なので、水に溶けてしまいます。当然、煮たりゆでたりすると大切な栄養素が溶け出してしまうため、できるだけ生で食べるのがおすすめです。

生といえばサラダですね。ただ、いくらサラダがいいからといって、コンビニやスーパーなどにパッケージされて売られているサラダを食べるのは、考えものです。意味がないとまではいいませんが、正直なところビタミンB群を摂取するという観点からは、効果はあまり期待できないかもしれません。

あらかじめカットし、パッケージされたサラダは、加工の段階で水にさらされ、時間も経過しているため、その栄養成分をほとんど失っています。

葉物野菜は「新鮮なものを、生で」が最も効率的です。

もし生でとることが難しければ、野菜のスープにして、煮汁ごととるといいでしょう。ご家庭の野菜室に残ってしまった野菜を入れてスープにして食べれば、お腹も満たされ、溶け出した葉酸もとれて一石二鳥です。

また、ゆでこぼすと溶け出してしまうので、蒸して食べると栄養が多くとれます。

「野菜は毎日食べたほうがいいですか」とよく聞かれます。私は毎日どころか、毎食食べてくださいとお答えしています。

ビタミンB群（葉酸もこの一種です）は、仕事や勉強など頭脳労働をしても大量に消費されますし、それどころか私たちが生きている限り消費され続けていますから、こまめにとる必要があるのです。

ビタミンB群を摂取するコツとしては、単体でとるのではなく「B群」として複合的にとることです。ただ、ビタミンB群のなかには、野菜にほとんど含まれていないものもあるので、野菜偏重の食生活を送っている人は少し注意が必要です。

ビタミンB群不足にならないように、野菜だけではなく、肉や魚もバランスよく食べるようにしましょう。

◎葉酸を多く含む食品…ブロッコリー、ほうれん草、モロヘイヤ、小松菜、アスパラガス、枝豆、イチゴ、アボカド、鶏レバーなど

腸内環境を整える発酵食品

体内のビタミンB群を増やすためには、腸内環境をよくする必要があります。なぜなら、腸内に生息している善玉菌は、腸内でビタミンB群を合成しているからです。

現代人は、腸内環境が乱れている人がとても多くなっています。

腸内にはたくさんの細菌が生息していることはよく知られています。その種類と数は、実に約１００種類、約１００兆個にも及んでいます。これらを見ると、まるで花畑（英語でflora）のようなので、「腸内フローラ」とも呼ばれています。

この細菌たちは大きく3つに分けられます。それが「悪玉菌」「善玉菌」「日和見菌《ひよりみ》」です。

「悪玉菌」は文字通り、有害物質をつくり出し、体に悪い働きをします。病原性大腸菌などもその1つ。悪玉菌が腸内で増えると、便秘や下痢などを起こし、腸内環境が悪化します。

「善玉菌」はビフィズス菌や乳酸菌などに代表される、体にとってよい働きをしてくれる菌です。

そして「日和見菌」は、日和見をしている中間の菌、いってみればどっちつかずの菌です。そのときの腸内環境によって、どちらの味方にもなります。

腸内環境とはまさに、この3つの菌のバランスのことを指します。

腸内細菌のなかでいちばん数が多い菌は日和見菌で、次に善玉菌が多く、悪玉菌は少数です。とはいえ、悪玉菌が少ないからといって安心してはいけません。むしろ今、悪玉菌が善玉菌の数を上回るほどの勢いの人が増えているのです。

不規則な生活が続いたり、ストレスが強かったり、便秘や下痢などがあったりすると、腸内では悪玉菌が増えてきます。

腸内環境をよくするには、いうまでもなく、腸内細菌に占めるビフィズス菌や乳酸菌などの善玉菌が占める割合を増やすことがとても重要になってきます。ビフィズス菌や乳酸菌を増やし、その他の菌を劣勢状態にしなければなりません。

善玉菌は悪玉菌の増殖を抑えて腸の運動を活発にするだけでなく、腸内でビタミンB群を合成することは先に述べた通りです。さらに、免疫力を高めてコレステロールを低下させる効果も報告されています。

腸内細菌のバランスは、日々変わっています。

だからこそ、どんな食事をするかがとても大切です。また腸は、ストレスの影響を非常に強く受けますので、ストレスによって腸内環境は悪化してしまいます。

年齢を重ねると、悪玉菌が増え、善玉菌は減ります。ですから年をとればとるほど、意識して善玉菌を増やす必要があるのです。

では、腸内の善玉菌の割合を増やすにはどうすればいいのでしょうか。方法はいくつかあります。

［発酵食品を直接とる］

納豆、ぬか漬け、みそ、塩こうじなどのビフィズス菌や乳酸菌を含む発酵食品を直接摂取することです。腸内環境のバランスを整えるには、できるだけ毎日とり続けることが大切です。

［オリゴ糖や食物繊維をとる］

オリゴ糖や食物繊維はいってみれば、善玉菌のエサです。小腸で消化・吸収されることはなく、直接大腸に届きます。善玉菌にエサを与えることで、日和見菌を味方につけ、その数を増やすというわけです。

とはいえ、自分の体のなかの腸内環境が良い状態かどうかを、目で見て確かめるわけにはいきませんね。でも、毎日腸内フローラの様子を確認できる簡単な方法があります。

それが便を観察すること。色は黄色から黄色がかった褐色で、臭いにおいはほとんどなく、柔らかいバナナ状のものが理想です。逆に、黒っぽい色で、悪臭がある便の場合は、腸内環境が悪くなっている状態です。

なお、腸内環境を整えるためには、この本でもお話ししてきた「糖質を控える」ことなども大切です（＊21）。

◎発酵食品の例……………納豆、ぬか漬け、みそ、塩こうじ、キムチ、ピクルス

◎オリゴ糖を多く含む食品…大豆、玉ネギ、ゴボウ、ネギ、ニンニク、アスパラガス、バナナ

おすすめ食材のキーワード「GGOE」

GGOEもおすすめの食材です。GGOEとは、「ガーリック（Garlic）／ニンニク」「ジンジャー（Ginger）／ショウガ」「オニオン（Onion）／玉ネギ」「エッグ（Egg）／卵」の頭文字をあらわしたもの。卵以外は、いわゆる「薬味」といわれる食材ですね。

GGOEに多く含まれるのが、硫黄《いおう》とグルタチオンです。

硫黄というと、「あの、温泉に含まれる成分？」と思われる方も多いかもしれませんが、硫黄は健康を維持するために必要な栄養素の１つです。成人はメチオニンやシステインとしておよそ１４０ｇの硫黄を体内に持っています。

まずグルタチオンは、グルタミン酸、システイン、グリシンの３つのアミノ酸からできています。システインには硫黄が含まれていますが、この硫黄部分が強い抗酸化力を持ち、ホモシステインによって発生した活性酸素を消去し、ダメージを軽減してくれます。

また、硫黄、グルタチオンともに、解毒作用があります。体内の毒素を抱きかかえて無毒化（抱合）し取り除いてくれるのです。硫黄はもともと、多くの金属と結合する性質を持ちます。硫黄部分に水銀などの有害な金属や毒物が結合するので、ＧＧＯＥのような食品をとると解毒が促進されるのです。ちなみに、グルタチオンは医療機関でも薬物中毒、じんましん、湿疹、放射線障害、肝機能障害などの治療に使用されています。

ニンニクや玉ネギなどを調理すると、独特のにおいがします。そのにおいのもとになっている成分をアリシンといい、さまざまな効能が報告されています。その一部を紹介しましょう。

［血液サラサラ効果］

「血液サラサラ」という言葉をよく聞くと思いますが、アリシンを加熱することで生成される「アホエン」という物質には、血液をサラサラにしてくれる働きがあるため、動脈硬化の予防にもなります。

［血糖値の上昇を抑制する効果］

ビタミンB1との相乗効果で糖質の分解と吸収を促進し、血糖値の上昇を抑制するため、糖尿病の予防にも役立ちます。

［強力な殺菌作用］

アリシンは強力な殺菌作用があることでも知られています。

［疲労回復効果］

疲労回復に欠かせないビタミンB1の効果を高めてくれます。

アリシンはビタミンB1と一緒にとることで効果を発揮するので、ビタミンB1を多く含む豚肉と一緒に食べるのがおすすめです。ニンニク、玉ネギと葉物野菜、豚肉の炒め物などがいいでしょう。

なお、ニンニクはホモシステインの蓄積を防ぐのに役立つビタミンB6も多く含んでいます。玉ネギは、生のままでも加熱しても効果は変わりません。

卵はいろいろな調理法がありますが、半熟がいちばん消化がいいといわれています。油を使った炒め物や目玉焼きが苦手な人、ゆで卵はボソボソとして食べにくいという人は、半熟卵を食べるといいでしょう。

◎アリシンを多く含むその他の食品………長ネギ、ニラ、アサツキ、らっきょうなど
◎硫黄を多く含むその他の食品…………牛肉、大根、魚介類、豆類など
◎グルタチオンを多く含むその他の食品…レバー、キウイ、肉類全般、アボカド、アブラナ科の野菜（ブロッコリーやカブなど）など

たんぱく質（肉、卵、大豆製品）も毎食とる

「野菜はたくさん食べるようにに心がけているけれど、肉や魚などのたんぱく質は少なめ」

野菜は健康によいというイメージが強いことから、クリニックでもこのような患者さんが多くいらっしゃいます。年を重ねるにつれ、食欲が落ち、たんぱく質を食べる機会が減ったという人も多いようです。

ですが、たんぱく質は積極的にとってほしい栄養素です。たんぱく質は、体をつくる基礎となる栄養素だからです。

たんぱく質は皮膚や筋肉、血管、内臓、骨、歯、爪から、酵素やホルモンに至るまで、私たちの体をつくる材料になっています。毎食とるようにしてください。

記憶力にかかわるコリンの多い食品

そしてたんぱく質は、認知症予防という意味でも外せません。たんぱく質を多くとると、

体内でコリンという栄養素が合成されます。

コリンには細胞膜を形成する働きのほか、脂質の輸送や代謝、遺伝子発現、神経や脳の発育促進などのさまざまな働きがあります。

コリンとは、神経伝達物質のアセチルコリンの材料となる栄養素です。このアセチルコリンが認知症予防にとって重要なのです。

アセチルコリンとは、神経の信号をリレーのバトンのように伝えていく神経伝達物質で、特に記憶力に関係しています。

アルツハイマー病では、コリンをアセチルコリンに変える酵素が少なくなっていて、結果としてアセチルコリンが著しく不足していることがわかっています。

認知症になると新しいことが覚えられなくなるのは、このアセチルコリン不足が大きな理由の1つです。

アリセプトなどの抗認知症の薬の多くは、アセチルコリンを分解する酵素の働きを抑えることによって、脳内のアセチルコリンの量を増やし、記憶力の改善・維持に役立ちます。

とはいえ、材料が足りなければアセチルコリンはつくれません。

私たちは十分な量のコリンをとることができているのでしょうか？　残念ながら日本で

は、コリンの注目度は低く、摂取基準は設定されていません。アメリカでは1日あたり成人男性が550㎎、成人女性が425㎎を適切な摂取量としています。

最初にお話ししたように、コリンはたんぱく質から合成されるため、肉、卵、大豆製品などのたんぱく質を多く含む食品に豊富に含まれています。

肉や卵を多く食べているイメージがある欧米人なら、コリンは十分とれているイメージがありますが、2013〜2014年の調査では、アメリカ人の1日の平均摂取量は、男性で402㎎、女性で278㎎と不足していることがわかりました。アメリカ人でさえ不足しているのですから、日本人の摂取量はさらに少ないことが推測されます。

特に高齢者では、加齢に伴って体内のアセチルコリン量が減少するため、十分に摂取する必要があります。

認知機能とコリンの関係がわかる研究もあります。

ノルウェーの70〜74歳の成人2195人の研究では、コリンの血中濃度が低いグループは、感覚運動速度、知覚速度、実行機能および全般的な認知機能が、血中濃度が高い群より低かったと報告しています（＊22）。

残念ながら、一度認知症になってしまうと、コリンを摂取しても効果は発揮しないという研究が多いのですが、早期から気をつけて摂取をしていれば認知機能の維持に役立つといわれています。

コリンを多く含む大豆やレバー、赤身肉などの食品には、認知症予防に役立つビタミンB群や鉄などの栄養素も豊富です。

ただし、牛肉などの赤身肉に関しては脂質の問題を少し考慮する必要があります。まず、赤身肉には長鎖飽和脂肪酸という常温で固形になる、血液をドロドロにし、脂肪組織にたまりやすい脂質が多く太りやすいのです。また、オメガ６不飽和脂肪酸という炎症を起こしやすい脂質も多いのです。肥満や脂質異常症、動脈硬化などの問題がある人は赤身肉以外の食品、例えば魚や豆類でコリンを補給することをおすすめします。

おかずを多め、ご飯やパン、麺類などの主食を少なめにすることで、糖化を防ぐこともできます。

肉や卵、レバーや大豆製品といった食品を食べると、お腹にガスがたまりやすい、下痢や便秘になりやすいなどの症状がみられる人もいます。そのような人は、消化不良を起こしているのかもしれません。

食材を細くする、スープにするなど調理方法を工夫して、消化しやすいようにしましょう。大根やパイナップルなどには消化を促す酵素が含まれていますので、一緒に食べるのもいいですね。

なお、魚もたんぱく質ですが、魚の効能については後で述べます。

◎（たんぱく質から合成される）コリンを多く含む食品

……赤身肉、レバー、サケ、卵（特に卵黄）、大豆製品、乳製品、ピーナッツなど

主食、お菓子、果物は控えめに

砂糖を含む甘いお菓子や飲み物は、基本的にとらないことをおすすめします。小腹が空いたときは甘いおやつではなく、ゆで卵、ナッツ、チーズ、納豆、塩味の焼き鳥（たれには糖分が含まれているため）、無糖ヨーグルトなどを食べるようにしましょう。空腹感が和らぎ、かつたんぱく質をはじめとした栄養素の補給もできます。

それでも甘いものがほしいときは、調理の際、砂糖の代わりにエリスリトールを使ってください。

エリスリトールとは、天然の糖アルコールで、カロリーはほとんどなく、血糖値を上げにくい希少糖の1つです。砂糖よりはやや高価ですが、市販もされています。

また、「ほんの少しスイーツを食べたい」と思ったときにおすすめなのが、ココナッツバターです。ココナッツバターは、ココナッツの果肉からつくられるため、後述するココナッツオイルよりも食物繊維が豊富なため、腸内環境も整えてくれます。そのまま食べてもほんのりとした甘味もあり、オイルなので腹持ちがいいのが特徴です。ココナッツバターは、スーパーなどではまだあまり見かけませんが、インターネットなどで購入できます。

果物はビタミンやミネラルが豊富である一方で、糖質がたくさん含まれています。「朝食には必ずバナナを食べる」「果物は健康にいいからよく食べるようにしている」という声を聞きます。

実はバナナは栄養価も高いですが、同時に糖質が高い果物です。甘いものを控えれば、代わりに果物を……という人もいるでしょうし、甘いものも果物も食べられないなら、何を食べればいいのかと思う人もいるでしょう。

もちろん果物を食べるなといっているわけではありません。

食べるなら「朝食後に少量」を心がけましょう。また、少しずつ食べることで血糖値の急上昇を防ぎますので、例えばイチゴなどひと口大で食べられる果物を凍らせておき、口のなかに含んで少しずつ食べるという方法もおすすめです。


糖質を控えることのメリットは、大きく分けて2つあります。

まず1つ目が、老化の原因となる糖化を防ぐこと。

そして2つ目は、糖質を抑えることでビタミンB群を節約できることです。ビタミンB群は糖質を代謝する働きがあります。糖質をたくさんとればとるほど、その代謝にビタミンB群が使われてしまいます。糖質を控えれば、それだけ大切なビタミンB群を使わずに済みます。


具体的に、糖質をどのくらいの量なら食べてもいいのか、疑問に思う人もいるでしょう。

目安は1食あたり20〜40g。ご飯ならお茶碗半分程度、食パンは6枚切り半分程度、パスタも半分くらいまでにしましょう。「主食を半分にする」イメージです。

もし、1回の食事で食べる主食の量を減らしたくなければ、朝昼晩のうち、夕食だけ糖質（主食）を抜く、という方法でもかまいません。

夕食で糖質を抜くと、その後の睡眠の質もアップするというメリットもあります（＊23）。

よくいわれることですが、食べる順番も大切です。先に汁物や野菜などの食物繊維をとり、次に肉や魚などのおかずでたんぱく質をとり、最後に主食です。

今までご飯が主で、おかずが副だった人は、完全に逆転させましょう。おかずを食べたら主食はおまけ程度に。まずはおかずでお腹を満たし、物足りなかったら主食を少しいただく、といった形がベストです。

ココナッツオイルの効果的なとり方

「認知症にはココナッツオイルがいい！」

このような情報をどこかで目にしたことがある人も多いかもしれません。

特に物忘れが気になりだしたら、積極的にとっていただきたいのがココナッツオイルです。

私がココナッツオイルを知ったのは、今から約5年前。当時は入手することが困難でしたが、今ではスーパーの棚で見かけるようになりました。

認知症にココナッツオイルがいいらしいという効果が広まったきっかけは、アメリカの小児科医であるメアリー・T・ニューポート医師が著した本でした。

著者のニューポート医師のご主人が、若年性アルツハイマー病にかかってしまい、なんとか症状の進行を食い止めようとして見つけたのが、中鎖脂肪酸という成分。中鎖脂肪酸を調べてみると、ココナッツオイルの60%を占める主成分だったのです。さっそくご主人に飲んでもらったところ、驚くような変化があらわれたというものでした。

実はその本の監修をしたのが、当時私が所属していた大学院の教授であった白澤卓二先生でしたので、私も先生のもとでココナッツオイルの成分について研究をおこない、その効果を実際に検証してきました。私の経験も踏まえた上で、ココナッツオイルの効果や使い方について、お伝えしたいと思います。


ココナッツオイルがアルツハイマー病に効果をあらわすのは、前述したように中鎖脂肪酸という成分によるものと考えられています。

中鎖脂肪酸は脂肪酸、つまり油の一種ですが、肉やバターなどの油脂に比べると、エネルギーになりやすいのが特徴です。

中鎖脂肪酸は分解されると、一部が「ケトン体」という物質に変化します。このケトン体は、アルツハイマー病にとって非常に重要な役割を果たします。

通常、脳はブドウ糖をエネルギー源として活動しています。しかし、アルツハイマー病になると、脳はブドウ糖をうまく使うことができなくなってしまいます。たとえていえば、車がガス欠になっている状態です。ガソリンがなければ車は走れませんね。これと同様に、脳もまたエネルギーがなければ働くことができません。

しかし、ハイブリッド車がガソリンと電気を使って走れるように、脳もブドウ糖だけではなく、ケトン体を使って活動することができるのです。

アルツハイマー病では、ブドウ糖は使えませんが、ケトン体を使うことはできます。ですから中鎖脂肪酸を摂取することで、体内でケトン体がつくられれば、脳のエネルギー不足は解消され、認知機能も改善するというわけです。

神経細胞の死滅がそれほど進んでいない段階であれば、ケトン体を補充することで、認知機能が改善する効果が期待できるのです。

先に、糖質を控えることをおすすめしましたが、
「夕食に糖質を抜くのはつらい」
「あまりたくさん食べない朝のほうが糖質を抜きやすい」
という人にもココナッツオイルはおすすめです。

朝起きたときは、空腹の時間が長いですね。絶食の時間ができるだけ長いほうが、ケトン体がつくられやすいのです。

おすすめの方法は、起床後の空腹時にコーヒーや紅茶に混ぜて飲む方法です。もちろん、このときは無糖にしてください。ちなみに私はコーヒーに入れず、ココナッツオイルをそのまま飲んでしまうこともあります。

1日にとる量としては、大さじ2杯程度です(*24)。かなり量が多いと思われるかもしれませんね。そしてココナッツオイルは一度にとるのがコツです。小分けにとってはいけないの？　と思われるかもしれませんが、ケトン体を体内でつくるためには、ある程度の量の中鎖脂肪酸をとらなければなりません。

ただし、最初からたくさんとると便がゆるくなったり、胃が熱くなったりする人もいます。特に空腹時はこのような変化を感じやすいので、最初の1、2週間は胃腸の様子を見

ながら少しずつ増やしていってください。

また、ココナッツオイルをとるときは、糖質を一緒にとるのはＮＧです。糖質と一緒にとると、ケトン体がつくられにくくなります。たんぱく質は一緒にとってもＯＫです。

なお、先ほど紹介したＭＣＴオイルは中鎖脂肪酸１００％の油です。ココナッツオイルの代わりにＭＣＴオイルを使ってもいいでしょう。

週1回は「魚の日」にする

魚を週１回以上食べている人は、今どれくらいいるでしょうか。

私たちの食生活が欧米化した結果、肉類やサラダ類などの油脂類はよく食べるようになりましたが、魚を食べる機会は、めっきり減ってしまいました。

魚が認知症予防にいい理由は、本書でもお伝えしてきたビタミンＤ、そして魚油に含まれるオメガ３脂肪酸という油です。

オメガ３脂肪酸は体内では合成できないため、食品からとる必要があります。

食品に含まれるオメガ３脂肪酸には、ＤＨＡ、ＥＰＡ、α－リノレン酸がありますが、魚に特に多く含まれているのがＤＨＡとＥＰＡです。

ＤＨＡとＥＰＡはそれぞれ抗酸化作用、抗炎症作用、脂質代謝作用（血液サラサラ作用）などの体にとって有益な作用をたくさん持っています。

さらにＤＨＡには、神経細胞の膜をやわらかくして神経細胞の機能を高める、アミロイドβなど脳の老廃物の蓄積を抑えるなどの効果も知られています。


２０１４年のアメリカのピッツバーグ大学医学部がおこなった研究では、サバやサンマ、イワシ、マグロなどの青魚を週に1回食べる人では、記憶力や認知機能が向上したことが報告されています。しかもこの研究では、１９８９年から10年間、参加者２６０人を対象に、魚を食べる頻度や調理法についても聞き取りがおこなわれています。

その結果、魚を週1回以上、焼き網またはフライパンで調理して食べた人は、魚をまったく食べなかった人に比べて、記憶力を担う領域の灰白質の容積が4・3％、認知機能を担う領域の灰白質の容積が14％も大きかったそうです。

なお、青魚をフライにして食べた人は、脳の容積の変化はありませんでした（*25）。

揚げ物にしてしまうと、青魚のいい成分はまったく意味がなくなってしまうということです。

私が最もおすすめする魚の食べ方は刺身です。オメガ3脂肪酸は加熱に弱いので、やはり焼いたり炒めたりすると、オメガ3脂肪酸は失われてしまいます。生で食べられるならそれがいちばんいいでしょう。日本人のように、生魚を食べる習慣があれば、この研究結果ももっといいものになったかもしれません。

なお、オメガ3脂肪酸はエゴマ油や亜麻仁油などにも含まれていますが、このようなα-リノレン酸の油は酵素で変換されてからＤＨＡとなります。それよりは魚を食べたほうが、魚油に含まれるＤＨＡがダイレクトにとれるメリットがあります。

トランス脂肪酸の入ったものは避ける

良質な油がある一方で、とってはいけない油もあります。

それがトランス脂肪酸です。

トランス脂肪酸とは、コーン油などの液体の不飽和脂肪酸を原料にして、人工的に水素を添加してつくられています。この作業の過程で一部がトランス型と呼ばれる人工的な形になりトランス脂肪酸になります。つまり、その製造過程で構造が自然界に存在しない形に変わってしまった油なのです。

ほとんどの油は、常温で液体になりますが、トランス脂肪酸を含むマーガリンは常温でも固形のままです。

自然界に存在しない、〝不自然な〟油であるため、当然、分解酵素が働きにくく、代謝されないまま体内に蓄積されるため、動脈硬化のリスクがあるといわれています。

実際、欧米諸国ではトランス脂肪酸の含有量の規制や、表示の義務付けがおこなわれています。これに対して日本の厚生労働省は、「日本人はあまり脂質をとらないから大丈夫だろう」という考えで、まったく規制をしていません。

日本人は本当にトランス脂肪酸をとっていないのでしょうか。

トランス脂肪酸は、マーガリンやコーヒーフレッシュ、マヨネーズ、ドレッシング、クッキーやスナック菓子、パンなどに含まれるショートニング、レトルト食品やアイスクリームやポテトチップなどの加工食品の多くに含まれています。こうした食品をとることが多い人は、トランス脂肪酸を摂取している可能性があります。

トランス脂肪酸の食品添加は、アメリカでは2018年6月から禁止になっています。それを意識した日本の食品メーカーのなかには、自主的にトランス脂肪酸を減らしたり使用をやめたりしているところも出てきました。日本でも、食品表示にトランス脂肪酸含有量が記載される時代が来る日も近いかもしれません。

いずれにしろ、トランス脂肪酸を多く含んでいる食品は、できるだけ避けたほうがいいでしょう。

1日2杯の緑茶で認知症予防

緑茶に含まれるカテキンはよく知られるようになりましたね。

カテキンはポリフェノールの一種で、抗菌作用、抗酸化作用など、さまざまな健康効果が報告されています。

そして認知症予防においても、緑茶は有効です。

毎日緑茶を飲む人は、まったく飲まない人と比べて認知症の発症率が約4分の1であったという報告（＊26）や、緑茶を「週3回以下」「週4～6杯（または1日1杯）」「1日2

杯以上」の3つの群で認知機能を比較したところ、緑茶の摂取量が多いほど、認知障害の罹患率《りかん》が低くなるという報告もあります（＊27）。

また動物実験ではありますが、緑茶に含まれるカテキンを投与すると、投与しない場合と比較して、マウスのアミロイドβの沈着を抑制することが報告されています（＊28）。つまり、カテキンは脳の老廃物の沈着を抑制する作用があるのです。

ところでテアニンという成分はご存じでしょうか。

テアニンはアミノ酸の一種で、緑茶に含まれるうま味成分の1つです。テアニンは緑茶の原料となるチャノキの根でつくられ、幹を通って葉に運ばれていきます。テアニンを摂取することにより、小腸で吸収されて血中に入り、脳まで運ばれることが動物実験でわかっています（＊29）。

お茶を飲むとほっとした気持ちになりますね。緑茶には神経を興奮させるカフェインも入っていますが、その働きをテアニンが抑えているのではないかと考えられています。

よく知られていることですが、ストレスは脳の萎縮や認知症の危険因子でもあります。

ただ、ストレスによる不安や緊張を緩和するためにしばしば使われる抗不安薬では、副作用の1つとして、眠気が出ることがあります。

一方、被験者にテアニン200㎎を溶かした水と普通の水を飲んでもらい、脳波を測定した実験では、テアニンを摂取しても、眠気に関連する脳波は見られませんでした（＊30）。ということは、テアニンを摂取すると、リラックスしながらも頭は冴えているという理想的な精神状態を保つのに役立ちそうです。個人的な経験ですが、私自身もテアニンのサプリメントを服用して、特に眠気は感じませんでした。


一昔前まで、「神経細胞は一度減ったら増えることはない」が常識でした。しかし、今は違います。

確かに年をとればとるほど、神経細胞は減っていきますが、成人の脳にも「神経幹細胞」という、いわば神経の赤ちゃんがいて、条件次第では新しい神経細胞が生まれてくることがわかっています。さらにうれしいことに、神経幹細胞が多い場所は、海馬という記憶力に関連するところです。

2016年に発表された試験管内の実験では、神経幹細胞をテアニンと一緒に培養すると、神経細胞が増殖しやすいことがわかりました。さらに、入れるテアニンの量が多いほど、神経細胞の量が増えたそうです（＊31）。

認知症予防のためには、これまで「アミロイドβなどの認知症の原因物質がたまらないようにする」「記憶力に関係するアセチルコリンという物質を増やす」「老化の原因である糖化・酸化・炎症を抑える」といったアプローチがありましたが、今お話ししたテアニンの研究成果によって、もう1つ、「神経細胞を増やす」という新たな観点から認知症予防ができる可能性が出てきました。

カテキンとテアニンというすばらしい成分を持っている緑茶。毎日数杯（1日2杯が目安）の緑茶を飲むことは、脳の老化を抑えると考えられるのです。

月1回のカレースープが脳に効く⁉

「カレーをよく食べている人はボケない」

といったら驚かれるでしょうか。

嘘のような本当の話ですが、シンガポールの高齢者1000人以上を対象に、認知機能とカレー食の関係を調査した研究では、カレーを月1回以上食べる人たちは、めったに食べない人と比べて認知症になるリスクが半分だったという報告があります（＊32）。

これはカレーに使われているスパイス、クルクミンの効果によるものです。

クルクミンはアミロイドβなど脳の老廃物の沈着を防ぐ効果があり、さらに神経をアミロイドβたんぱくの毒性から保護してくれる働きもあります。

クルクミンとは、ポリフェノールの1つで、カレーの黄色い色素です。

先に少し触れましたが、ポリフェノールは、植物の色素や苦み、香りを持っている成分です。主に植物の皮に含まれており、植物を紫外線や害虫などから保護する役割を持っています。緑茶のところで紹介したカテキンもポリフェノールです。

多くのポリフェノールには、抗酸化作用、抗炎症作用、抗腫瘍作用などがあり、私たちが摂取することによって、酸化や炎症などの老化を早める要因を抑制し、長寿や健康維持に役立つと考えられています。

クルクミンという名前よりも、「ターメリック」「ウコン」という名前のほうがなじみ深いのではないでしょうか。ターメリック（ウコン）に含まれる黄色い色素がクルクミンです。

クルクミンも強い抗酸化作用を持つことで知られています。クルクミン（ウコン）はスパイスとして幅広く使われていますので、積極的に食事に取り入れるといいでしょう。

日本人はカレーライス好きの人が多いので、喜んでカレーライスを食べる人もいるでしょう。でも、ここで注意です。市販のカレールーには、小麦粉が多く含まれているうえ（小麦粉も炭水化物、つまり糖質です）、ご飯をとりすぎると糖質過多になってしまい、血糖値の急激な上昇につながり、逆効果です。

ライス付きのカレーを食べたいときは、カレーの前にサラダなどを食べて血糖値の上昇をゆるやかにする食物繊維をとり、ゆっくり噛んで食べましょう。

またドロドロとした日本風のカレーよりも、サラサラとしたタイカレーのようなスパイスが利いたものやカレースープがベターです。カレー粉のスパイスを使ったスープとしてとるのもいいでしょう。

おやつには皮付きアーモンド

おやつをとるなら糖質の多い甘いものはできるだけ避けましょう。

おすすめは皮付きのアーモンドです。アーモンドの薄皮の部分に、レスベラトロールと呼ばれるポリフェノールが含まれています。ぜひ、皮が付いたものを選びましょう。

レスベラトロールは抗酸化作用、抗炎症作用のほか、血管拡張作用、抗がん作用、インスリン感受性改善作用、脂質代謝改善作用などがあります。

油で揚げたタイプのナッツは、酸化が気になるため、植物油脂や塩味が付いていない、素焼きものがベストです。

小腹が空いたときに満腹感が得られやすく、食欲の抑制にもつながります。量は片手でひとつかみくらいに。ナッツは栄養価も高いですが、同時にカロリーが高いので、とりすぎないほうがいいでしょう。

日本人には地中海食より和食がおすすめ

認知症を予防する食事として注目されているのが「地中海食」です。

文字通り、ギリシャ、イタリア、スペインなどの地中海沿岸で伝統的によく食べられている食事がベースになっています。どういうものかというと、オリーブオイル、野菜、果物、豆類、穀類（パン、パスタ、ご飯）などを毎日摂取し、肉類と乳製品（チーズやヨーグルトなど）、魚、赤ワインを少量摂取するというもの。

アルツハイマー型認知症の194名と健康な高齢者1790名の食生活を対比したアメリカの症例研究では、果物・野菜・豆類・穀類・魚が豊富でオリーブオイルを多用する「地中海食」で認知症のリスクが半減するという報告があります（＊33）。

地中海食は和食とも共通点が多いことがわかると思います。ただ、決定的に違うのは、脂肪の摂取割合が高いこと。私は、無理して地中海食を食べるのではなく、和食をおすすめしています。

その国の食事は、その国で生まれ育った人に合った内容になっているものです。日本人と地中海沿岸で育った人では、腸内細菌の種類から違います。例えば日本人が好んで食べる海苔《のり》は、日本人には消化できますが、欧米人では消化できないといわれています。

日本人なら和食がいちばん、これが私の結論です。

日本人で認知症になりにくい方の食事のパターンについても報告があります。1988年から2005年まで、認知症のない60歳から79歳までの男女1006人を対象に認知症発症に影響を与える食事パターンと認知機能を調査したところ、認知症になりにくい方の食事のパターンは、

・大豆、緑黄色野菜、海藻、乳製品の摂取が多い
・米の摂取量が少ない

という2つの特徴がありました（＊34）。つまり、「和食プラス少量の乳製品」がベストな食事ということでしょう。

また、65歳以上の高齢者1万4402人を5・7年間フォローアップした報告もあります。食物摂取頻度調査票を使って、食事を「日本食パターン」「動物性食品パターン」「高乳製品パターン」の3種類に分類しました。

結果、「日本食パターン」のスコアは、認知症発症のリスクの低さと関連があることが

わかりましたが、「動物性食品パターン」「高乳製品パターン」では、認知症発症との明らかな関連は認められませんでした（＊35）。

和食がベストであることは間違いありませんが、1つだけ注意があります。和食は塩分の摂取量が高くなりがちなので、動脈硬化を防ぐためにも、塩分控えめを心がけてください。

ところで、ポリフェノールといえば赤ワイン、という人もいるのではないでしょうか。地中海食にも、「赤ワイン少量」とあるので、飲んでもいいのだと喜んでしまいがちですが、ここでも国民性の違いがあります。

基本的に日本人はアルコールに弱いので、地中海沿岸に住む人々に比べてアルコールを代謝しにくいのです。ほんの少量を時々ならいいかもしれませんが、ポリフェノールを得るメリットよりも、アルコールの害のほうが大きいのが現実でしょう。

「雑食」「腹八分目」が長寿の秘訣

私の祖母は、102歳まで元気に暮らしていました。亡くなるまで、頭もはっきりしていました。そんな祖母が何を食べていたかというと……。

「何でも食べていた」のです。

肉もよく食べていましたし、魚はもちろん、飲み物は牛乳からコーヒーまで、年齢の割にはいろいろなものを食べていたという印象があります。

認知症を予防する食べ方について細かいことをお話ししてきましたが、患者さんを見ていても、結局のところ、なんでも食べることがいちばんだと実感しています。あれがいい、これがいいと聞くと、そればかり食べてしまいがちですが、それはバランスの悪い「偏食」につながります。逆にあれが悪い、これが悪いといって食べるものを選び、極端に避けているのも、いいとはいえません。

結局は、なんでも食べる「雑食」が長寿の秘訣なのです。雑食であることが、さまざまな栄養をまんべんなくとることにつながります。

また、適度なカロリー制限も長寿に関係します。

カロリー制限といっても、極端なダイエットや粗食ということではありません。食べすぎないようにすること、要は「腹八分目」を守ることが大切なのです。

１００歳を超えても現役医師として活躍していた日野原重明先生も、カロリー制限をしていたそうです。

カロリー制限をすると、無理なく糖質制限につながります。血糖値が上がりにくくなるので、インスリンが過剰に分泌されることがありません。血糖値の急上昇が少ない低インスリンであることが、長生きの条件なのです。

ちなみに、糖尿病はインスリンの分泌が悪くなったり、働きが悪くなったりすることによって起こります。それでは糖尿病の人は長生きで健康なのか？　というともちろんそうではありません。

糖尿病の場合、必要なときにインスリンが分泌されないので、血糖が高い状態が続き、余った糖によって細胞や組織に障害が起こります。その結果、血管や神経、腎臓などの機能が低下し、結果として健康が損なわれやすくなります。

認知症予防効果のあるサプリメント

最近では、認知症予防効果のあるサプリメントもあります。

認知症予防には毎日の食事が基本ですが、食事からではとりにくい栄養素や、普段の食事を補う形で、サプリメントを取り入れるのも１つの方法です。

そのなかでも最近注目されているものを最後に２つ紹介しましょう。なお、サプリメントを摂取する場合には、専門医の指導のもとにおこなってください。

【イチョウ葉エキス】

イチョウ葉エキスは、イチョウ葉に含まれるエキスが主成分ですが、黄色になる前の緑葉から抽出したもので、40種類のフラボノイドやテルペンラクトン（ギンコライドなど）、その他２５０種類以上もの有効成分が含まれています。

抗酸化作用、血液凝固抑制作用があるほか、アミロイドβ凝集抑制作用があり、アルツハイマー病をはじめとした認知症の予防効果が期待されています。

イチョウ葉エキスを1日に２４０㎎、22〜26週投与したところ、認知、機能、行動など全般的な低下が、阻止あるいは遅らせることができたという報告があります（＊36）。

ただし、イチョウの外皮に含まれるギンコール酸はアレルギーを起こす可能性があります。一般的にイチョウ葉エキスにおけるギンコール酸は５㏙以下という規格が用いられていますが、成分表を自分でも確認するようにしましょう。

現在、イチョウ葉エキスは世界各国で医薬品として認められています。日本ではサプリメントとして使われています。繰り返しになりますが、サプリメントとして服用する場合は、アレルギーを起こすギンコール酸という成分を除去したものを選ぶようにしましょう。

［フェルラ酸（ぬか由来）］

フェルラ酸は植物に広く含まれているポリフェノールで、米ぬかの成分です。

種皮と胚乳のあいだにあるでんぷん層に含まれていて、ぬかとしてでんぷん層を除いた白米にはほとんど含まれていません。フェルラ酸は通常、食品の抗酸化剤として利用されていますが、認知症予防という意味では、抗酸化作用や抗炎症作用やアミロイドβによる神経細胞死を防ぐという神経保護効果などが報告されています。

フェルラ酸はサプリメントとしても販売されていますが、米ぬかから抽出したものがほとんどです。

フェルラ酸のサプリメントを使った試験では、アルツハイマー病の患者143名に9カ月間服用してもらったところ、9カ月間は認知機能低下を抑制したという報告があります。

特に軽症の人では６カ月目まで認知機能が改善したことが報告されています（＊37）。

主要なフェルラ酸のサプリメントにはガーデンアンゼリカという成分が含まれています。これには記憶力に関連するアセチルコリンという神経伝達物質の分解酵素の働きを阻害するという抗認知症薬と同様の作用があり、脳内のアセチルコリンの量を増やします。

食品から十分な量のフェルラ酸を摂取することは難しいので、サプリメントからの摂取がおすすめです。

第4章

ボケない脳をつくる毎日の習慣

――今日からはじめる「認知症予防プログラム」

生活習慣病と認知症の関係

疫学的な調査によると、認知症のリスクを上げる原因として、教育歴の低さ、高血圧、肥満、うつ病、糖尿病、運動不足、喫煙、社会的接触の乏しさなどがあることがわかっています。

しかし同時に、このような危険因子は改善可能なこともわかっています。これらを改善することによって認知症になるリスクを下げる可能性があるのです。

この章では、認知症を予防するためにできる毎日の習慣の改善法を具体的に紹介していきましょう。

病気と生活習慣は切っても切れない関係です。

もちろん認知症についても例外ではありません。

なかでも食生活がどれだけ深くかかわっているかについては、本書でかなりおわかりいただけたのではないでしょうか。

認知症リスクを高める生活習慣

生活習慣	脳や体への影響
定期的に運動をしていない	運動不足
屋外での活動が少ない	ビタミンD不足
ストレスが多い	脳の萎縮
睡眠時間が短い（不眠である）	脳に老廃物が蓄積
頭を使う活動が少ない	知的活動の不足による脳の老化
人と会うことが少ない	

近年、生活習慣病と認知症が大きくかかわっていることもわかってきています。生活習慣病そのものが、認知症のリスクを高めるのです。そして残念ながら、高齢者の生活習慣病は増え続けています。認知症そのものが、新たな生活習慣病ともいえます。

ここで生活習慣病と認知症のかかわりについて、少し整理しておきましょう。

［糖尿病］

生活習慣によって引き起こされる糖尿病（2型糖尿病）では、食習慣などによって血液中のインスリンを処理しきれず、血糖値が高いままになっている状態です。すると、脳の血管や神経に障害が起こりやすくなり、脳

認知症リスクを高める病気

病気	脳や体への影響
糖尿病がある	糖化
高血圧がある	動脈硬化→脳血管性認知症
高脂血症がある	動脈硬化→脳血管性認知症
肥満がある(BMI値25以上)	炎症
花粉症・アレルギーなどがある	炎症
うつ病などの精神疾患がある	脳の萎縮

血管性認知症のリスクが上がります。第2章で紹介した「糖化」は、脳の血管にも起こるからです。

また、すでに説明した通り、インスリンを分解する酵素と、ホモシステインを分解する酵素は同じです。インスリンが高いままの状態だとホモシステインの分解までしきれず、脳に老廃物がたまりやすくなるため、アルツハイマー型認知症のリスクも高めます。

【高血圧】

高血圧とされるのは、収縮期（最高）血圧が140㎜Hg以上、拡張期（最低）血圧が90㎜Hg以上です。血圧が高い状態が続くということは、血管の内壁に強い圧力がかかり続けるということです。ですから当然、血管はダメージを受けやすくなります。その結果、動脈硬化や脳卒中などを引き起こす原因となり、高脂血症と同じように、脳血管性認知症のリスクが上がります。

【高脂血症（脂質異常症）】

血液中の中性脂肪やコレステロールが多いと、動脈硬化を起こしやすくなります。動脈硬化が起これば、血管内が狭くなるため、血管がもろくなるなどの障害が起こりやすくなります。それが、脳梗塞や脳出血などにつながれば、脳血管性認知症のリスクが上がります。

【肥満】

肥満そのものは病気ではありませんが、食生活の乱れや運動不足など、肥満につながる生活習慣は、「糖化」「酸化」を進め、さまざまな病気のリスクを上げてしまいます。糖尿病や脂質異常症は、肥満とも深くかかわっています。つまり肥満であることそれ自体が、やがて認知症につながる可能性を高めてしまうのです。

認知症を防ぐ生活習慣があった！

認知症を予防するには、食生活を改善するのはもちろん、生活習慣すべてを見直す必要があります。

では食生活以外に、どのような生活習慣が認知症予防につながるのでしょうか。

①運動

②睡眠・ストレスマネジメント

③脳のトレーニング

の3つに分けて説明しましょう。

1 運動……体を動かせば脳が若返る

運動は、認知症の発症や進行を遅らせる方法のなかでも、かなり効果が期待できる方法です。

なぜ運動が認知症予防にいいのか、その理由は、認知症リスクを高めるさまざまな病気の予防・改善に〝直接的に〟いい作用をもたらすからです。
以下、具体的にご説明しましょう。

［心血管系を強くする］

運動をすると血流が増えます。血流が増えれば、栄養と酸素を全身に送ることができます。運動をすると一酸化窒素が取り込まれます。この一酸化窒素が血管を広げることで、より多くの血液が脳に送り込まれるのです。同時に、血管のダメージの修復にも役立ちます。

［血糖値を調節する］

運動することによって体内に余った糖が吸収されます。また、インスリンの効きがよくなったり、インスリンの分泌が増えるため、結果として適切な血糖値の調節ができるようになります。
さらにもう1つ、運動はＢＤＮＦ（Brain-derived neurotrophic factor: 脳由来神経栄養

因子）の合成を増やしてくれます。

ＢＤＮＦとは、神経細胞の成長を促すたんぱく質で、脳の海馬や大脳皮質、大脳基底核などに多く存在します。体を動かすことにより、この「神経の肥料」を増やすことができるのです。

［肥満を防ぐ］

肥満（ＢＭＩ：ボディマス指数が25以上）の人は、認知症になるリスクが2倍に増えるといわれています。これに、高血圧と高コレステロールが加わると、リスクは6倍にもなります。

運動をすれば肥満予防になることはもうおわかりですね。運動をすることで、血糖値を下げ、脂肪の燃焼につながります。

［ストレスに強くなる］

ストレスが強い状態にあると、コルチゾールというホルモンが分泌され、体を守ってくれます。ところが、コルチゾールが過剰に分泌され続けると、神経細胞を死滅させてしまいます。特に、脳の記憶にかかわる海馬の神経細胞がダメージを受けます。

しかし先ほど述べたように、運動することでBDNFの合成が増えると、ダメージを受けた神経細胞の再生を助けてくれるのです。

［免疫力を強化する］

運動によって免疫抗体とリンパ球が活性化されるため、細菌やウイルス、がん細胞を死滅させるように作用します。運動そのものが炎症を抑え、傷ついた組織を修復する細胞を活性化してくれます。

［骨を強くする］

運動することで骨が強化されます。ある研究では、わずか数カ月のウエイトトレーニングで、女性の下半身の骨の強さが2倍になったという報告もあります。

寝たきりは認知症の大きなリスクになります。寝たきりにならないためにも、特に下半身を衰えさせないことが大切です。

［意欲を高める］

運動は、ドーパミンとセロトニンを増やします。ドーパミンは意欲を高め、やる気をアップし、幸せを感じるのに必要な神経伝達物質です。セロトニンは、「うつ」や「不安」を防ぐ神経伝達物質です。特にセロトニンは、リズムのある運動で増えることがわかっています。ウォーキングや踏み台昇降などは、リズミカルにおこなうことができるのでおすすめです。

認知症リスクを下げる運動のコツ

運動は早くはじめるに越したことはありません。

フィンランドで１４４９名を対象に、中年期からの運動習慣の効果を検討した結果、中年期から週2回以上、少し汗をかく程度の運動を20～30分おこなうことで、20年後のアルツハイマー型認知症の発症リスクが約3分の1に減ったことがわかっています。

では、どんな運動をすればいいのでしょうか。

「もともと体を動かすのは好きではない」

「スポーツは得意ではない」

「激しい運動はできればしたくない」

という人も、安心してください。

おこなうのは少し汗をかく程度の軽いものでかまいません。ただし、有酸素運動であることがポイントです。

有酸素運動とは、酸素を体内に取り込みながらおこなう運動のことで、時間をかけてゆっくりおこなう、負荷の軽いものです。代表的なのがウォーキングです。その他、ジョギング、サイクリング、エアロビクス、マラソン、水泳、踏み台昇降、ラジオ体操などがあります。

有酸素運動の認知症予防効果については、明らかなデータがあります。

健常な高齢者120人に1年間、運動強度60～75％の有酸素運動をした人と、ストレッチやチューブを使って運動をした人を比べたところ、有酸素運動をした人では、海馬が2％増え、していない人は1・4％減少しました（＊38）。

また、軽度認知障害を持つ170人の高齢者を対象に、6カ月間有酸素運動をしてもらったところ、していない人と比べて認知機能が改善したという報告もあります（＊39）。

有酸素運動のなかで、最も無理なくでき、長く続けられるのは、やはりウォーキングでしょう。筋トレのように、筋肉は収縮するものの動きが少ないものではなく、ウォーキングやラジオ体操のように、リズミカルな体の動きを伴うものが有効です。

筋トレのようなものは、段取りを考えて実行する機能や、さまざまな指示にすばやく対応する認知柔軟性を高めてくれる作用はあるものの、体に急激な負担がかかりますので、あまりおすすめしません。

有酸素運動がいいからといって、「さあ、ウォーキングをするぞ」などと意気込む必要もありません。例えばいつもよりも少し早足で歩く、最寄り駅の一駅前で降りて長く歩く、エスカレーターやエレベーターを使わず階段を使う、といったことからスタートさせましょう。毎日無理なく続けることが大切です。

運動のポイントは、以下の通りです。

【運動の強度はじんわり汗ばむ程度】

慣れてきたら少しずつ運動の強度を上げていきましょう。

もっとも望ましい強度は、「全力の40~60％」です。

具体的には「いくらでも続けられる」「じんわり汗ばむ」と感じる程度の強度です。ウォーキングでいえば、歩いているうちに疲れてしまうほど、早く長く歩く必要はありません。誰かと一緒に歩くなら、楽しくおしゃべりしながらずっと歩き続けられる程度がベストです。

【所要時間は1回につき20〜30分程度】

有酸素運動の時間は、１回につき20〜30分程度で十分です。

20分以上の有酸素運動を続けると、脂肪燃焼効果が明らかになります。一度に20〜30分の時間をまとめてとるのが難しい人は、１日の合計が30分以上になるようにしましょう。

【回数を多く、継続することが大事】

軽い運動なら毎日おこなってもいいですが、翌日に疲れが残らない程度にしましょう。

運動の強度のところでもお話ししましたが、「いくらでも続けられる」くらいの運動を、20〜30分続けるのがポイントです。

少し強度の強い運動は週２〜３回にし、あいだに休みをはさみます。とはいえ、無理して強度をアップする必要はありません。〝ほどほど〟の運動を継続することがコツです。

［体調と相談しながら無理なくおこなうポイント］

過労や睡眠不足、病気など、体調が悪いときは迷わず休みましょう。

気温の低い冬や、猛暑の夏などに無理して屋外で運動をしないようにしましょう。季節、天候、場所、時間帯にあった服装や準備をし、こまめに水分補給をすることが重要です。

運動の強度は、急に強めたり弱めたりせず、徐々に変化させていきましょう。また、強度をアップし続けることが大切なのではありません。その日の調子に合わせて、弱めることがあってもかまいません。

［持病がある人は無理をしない］

高血圧、高脂血症、糖尿病などの持病がある人は、運動することでかえって持病を悪化させてしまうことがあります。急激に運動をしないようにしてください。

どうしても運動ができない人は、「運動をした映像を見るだけ」で効果があるという報告もあります。これを「ミラーニューロン効果」といいます。

自分が行動するときと、他人が行動するのを見ている状態の両方で活動する神経細胞のことを、ミラーニューロンといいます。過去に自分が体験した運動を見たときに、実際に運動していなくても、このミラーニューロンが働きます。自分がしたことのある運動の映像を見るだけで、部分的に脳は刺激されるのです。若い頃に野球をやっていた人は野球の、テニスをやっていた人はテニスの映像を見るだけでもいいのです。

運動は実際におこなうに越したことはありませんが、個人の状態に合わせて工夫してみてください。

2 睡眠・ストレスマネジメント……脳を効果的に休ませる

運動をすることが「刺激」だとすれば、逆に「正しく脳を休めること」も大切です。

認知症予防においては、

・脳の大きさを保つ
・脳の萎縮を抑える

この2つがとても重要になってきます。

しかし脳は、加齢とともに萎縮しやすくなっています。一説によると、脳細胞は1日10万個ずつ減っていくとも……。医学的な根拠はありませんが、年をとると脳が萎縮する人が多いのは確かです。

「認知的予備力仮説」というものがあります。活発に活動した神経細胞の全体量が多いと、認知症の影響で細胞が死んでいってもまだ余力があるので、発症が遅くなるという理論です。

認知症を予防するためには、脳をダメージから守ることが重要です。脳の「認知的予備力」が多ければそれだけ余力があることになり、認知症になりにくいのです。

では、「認知的予備力」を増やすにはどうすればいいのでしょうか。

その方法はズバリ、ストレスを減らすことなのです。

ストレスとひと口にいってもさまざまありますが、慢性的なストレスを受け続けると脳神経がやせていき、海馬が萎縮してしまいます。海馬は脳の記憶を司る箇所ですから、萎縮すれば当然、認知症の発症リスクは上がります。

ストレスは脳血管性認知症の原因の1つ

「ストレスくらい誰にでもあるのではないか」

「昔からストレスはあるのに、なぜ今問題になるのか」

こういった疑問をもたれる人もいるかもしれません。

なぜ今、ストレスが問題なのかというと、現代社会では「常に」ストレスを感じ続けている人が多いからです。

先にも少し触れましたが、ストレスを感じると、コルチゾールというストレスホルモンが分泌されます。このストレスホルモンは、心拍数を上げたり、血液を固まりやすくさせる働きがあります。さらに、自律神経に働きかけ、血管を締め上げて血圧を上昇させます。

なぜこのような働きをするかというと、太古の昔、狩猟の時代に人類が危険を感じたときにすぐ対応できるための反応だったからです。血圧や心拍数を上げて血の巡りをよくし、襲ってくる野生動物などの天敵にすぐ反応できるようにしなければなりません。また、怪我をすることを想定して、血を固まらせやすくするようにしなければなりません。

こうした生きるために必要な反応は、現代になっても私たちの体に残っています。大昔は天敵に襲われるときだけ、コルチゾールが必要でした。いつもストレスにさらされているわけではないため、平常モードに戻る時間があったのです。

ところが現代は、野生動物に襲われるような、生きるか死ぬかの危険は頻繁《ひんぱん》には起こりません。その代わり、仕事や家庭、人間関係などの複数のストレスに「常に」さらされ続けています。

複数のストレスがかかるとストレスホルモンであるコルチゾールはとめどなく体にあふれ、蓄積され、蓄積されたホルモンは、さまざまな悪さを引き起こします。すると、

ストレスホルモンの過剰分泌によって心拍数が増加し、血圧が上昇する
↓
脳の血管が破裂して脳出血が起こる
↓
脳血管性認知症の発症リスクが上がる

ということになります。

ストレスがあると、心身ともにいろいろな症状が出てきます。

不眠や食欲不振、疲労感、気分の落ち込み、不安、イライラ、耳鳴り、肌荒れ、下痢・便秘、肩こり、頭痛などがそうです。

自分がどれくらいストレスにさらされているかを検査で知る方法もあります。唾液によって1日のコルチゾールの分泌の変化を見る検査や、脈の変動を解析して自律神経の活動性を調べる検査などもあります。

脳を休ませるための4箇条

現代人の脳は常に働き続けているといっても過言ではありません。

そこで私がおすすめしているのが、「脳を休ませること」です。脳を休ませるためにやっていただきたいことは4つあります。

・余計な情報を脳に入れない
・ストレスを軽くする

・さまざまなリラックス法を身につける
・質のいい睡眠をとる
　それぞれ説明しましょう。

［余計な情報を脳に入れない］

　パソコン、スマホ、テレビなど、現代は情報があふれすぎています。適度な情報で脳を刺激するのは大切ですが、情報機器の発達で処理すべき情報量が増えすぎてしまいました。外では仕事、家ではリラックスできた昔と比べて、オンとオフがはっきりせず、常に緊張にさらされている状態です。この情報過多が、物忘れの原因になっていることも多いのです。

　脳を休ませるためには、意識して情報をあえて脳に入れない努力が必要です。パソコン、スマホ、テレビなどは必要ないときはできるだけ見ない、特に睡眠に影響する夜は見ないようにしましょう。

［ストレスを軽くする］

自然のなかで過ごすことはストレスを減らします。

スマホ認知症という言葉が一時期話題になりました。若い人でも、スマホを長時間やり続けると、物忘れなど認知症のような症状が出てきてしまうのです。

そこで、私が監修したあるファッションブランドのイベントでは、スマホを一時的に預けて、一切見ないようにして自然のなかで過ごしたところ、それだけで多くの人の気分が改善しました。

質問票によって実験前後の気分の変化を得点化したところ、「怒り、敵意」「混乱、当惑」「抑うつ、落ち込み」「疲労、無気力」「緊張、不安」はどれも低下し、「活気、活力」「友好」はアップしました。

わざわざ自然豊かな場所に出かけることができなくても大丈夫です。

・緑のある心安らぐ風景の写真を見る
・波、小川のせせらぎ、風、雨の音など１／ｆゆらぎ（自然音などに含まれ、リラックス効果が高いといわれる不規則なゆらぎ）のある音を聞く
・自然の香りを嗅ぐ

などもおすすめです。

また環境を見直すことも大切です。

特に住環境は、とても重要です。日中はあまり家にいないという人でも、睡眠は自宅でとりますね。このときの住環境の断熱や機密性、防音、遮光、においや電磁波などの影響は、想像以上に人体に影響を与えています。

またストレスが強い人は、なんでも自分で抱え込んでしまう人や、完璧主義の人、真面目な人が多いと実感しています。重要度の低い仕事でも完璧にやろうとしたり、忙しいのに家事をきちんとやろうとしたりして、自分を追い詰めてしまうのです。

仕事は優先順位を決め、ほかの人にお願いできる仕事があれば、信頼して任せることも必要です（これがなかなかできないのが、ストレスをためがちな人の特徴でもあるのですが……）。

家事は完璧にやらなければ死んでしまうものではありません。どうしてもしなければならないものを優先し、上手に手抜きをすることも覚えましょう。

【さまざまなリラックス法を身につける】

今はさまざまなリラックス法があります。そのなかから、自分に合うものを見つけて取り入れてみましょう。代表的なものをいくつか紹介します。

・自律訓練法

古くからよく知られている自律神経を整える方法です。ドイツの精神医学者、ヨハネス・ハインリッヒ・シュルツによって確立された自己催眠法です。催眠状態で誰もが体感する感覚を再現したものです。本もたくさん出ていますが、インターネットで「自律訓練法」と検索すれば、やり方が紹介されています。椅子に座った状態や寝たままでもできます。

・マインドフルネス

禅から発想を得た瞑想《めいそう》法です。どのようなものかというと、リラックスして目を閉じ、「今この瞬間に意識を集中する」ものです。

人間というものは、驚くほど「今この瞬間」に意識を置いていないものです。過ぎたことを思い出してクヨクヨしたり悩んだり、まだ来ない未来のことを考えて不安になったり心配したりします。

「今この瞬間」に意識を置くこの瞑想法をおこなうと、心が穏やかになり、ストレスが軽減されるといわれています。アメリカでは大企業や学校、刑務所などがメンタルヘルス対策として取り組んでいます。

マサチューセッツ大学では、8週間のプログラムで海馬の萎縮が回復する、扁桃体《へんとうたい》（脳の側頭葉の内側の奥にあり、扁桃体が小さいとストレスに強い）が小さくなるなどの効果が見られました（＊40）。

マインドフルネスもさまざまなメディアで紹介されています。興味がある人は見てみてください。

［質のいい睡眠をとる］

睡眠は最も簡単に脳を休ませる方法です。

質のいい睡眠をとりましょう、とアドバイスするのは簡単ですが、現代人は睡眠に問題を抱えている人が非常に多いのが現実です。

老廃物は寝ているあいだに脳から排泄されます。睡眠は、いってみれば「脳のお掃除時間」であり、「日中の疲れを心身ともにリセットする時間」でもあります。

マウスの実験ですが、睡眠を邪魔する（眠らせない）と、脳内にアミロイドβの蓄積が増えることがわかりました。

ただ眠れば老廃物が排泄されるわけではなく、深い、質のいい睡眠をとらなければなりません。

また睡眠時間は長ければいいというわけではありません。

目安としては7時間くらいとっていただきたいのですが、年齢を重ねるにつれて睡眠時間が短くなっていくことが多いでしょう。ですから、「何時間寝られたか」より「翌朝の目覚めがいいか」「ぐっすり眠れたか」どうかを重視します。

睡眠中に分泌されるホルモン

睡眠中にはさまざまなホルモンが分泌され、体内のリズムを整えたり、体の再生を促したりしています。

【メラトニン】

自然な眠りへと誘うホルモンで、別名「睡眠ホルモン」とも呼ばれています。特筆すべきは、活性酸素を除去する抗酸化作用があること。つまり、ぐっすり眠ってメラトニンが分泌されることで、体に悪さをし酸化させる原因ともなる活性酸素を取り除いてくれるというわけです。

メラトニンは、加齢とともに分泌が減っていきます。これが年をとると眠りが浅くなる理由の1つです。

メラトニンを分泌させるには、朝、しっかりと太陽の光を浴びることが大切です。メラトニンの分泌は、太陽の光を浴びてその刺激が脳に伝わってから約15時間後にはじまります。ですから朝は窓を開けて、光の恩恵を受けましょう。朝散歩をするのも有効です。太陽の光を浴び、有酸素運動もできるという一石二鳥の方法ですね。

【成長ホルモン】

成長ホルモンの分泌のピークは20歳頃ですが、もちろん年齢を重ねても分泌されています。新陳代謝を促し、体をメンテナンスしてくれる働きがあります。

筋肉や皮膚、内臓など体の組織をつくる働きもあるため、健康な血管を維持するためにも欠かせないホルモンです。

成長ホルモンは睡眠の深さとかかわりが深く、眠りについてから3時間くらいで7割ほどが分泌されます。

［コルチゾール］

ストレスの話のところで触れたホルモンです。

コルチゾールが過剰に分泌された状態、つまりストレス過剰な状態では、脳の海馬が萎縮することはお話ししました。ただ、本来コルチゾールは悪者ではありません。適度な分泌は生命維持のために絶対に必要なものなのです。

コルチゾールの分泌量は、1日のなかで変動があります。午前3時頃から明け方にかけて分泌量が増え、覚醒を促します。基本的には、早朝に分泌量がピークを迎えると、午後から夕方にかけて分泌量は減っていきます。

ところが夜遅くまで仕事をしていたり、寝る寸前までスマホやパソコンなどで、波長が短くエネルギーの最も大きい光（ブルーライトといいます）を浴び続けたりしていると、コルチゾールが分泌され続け、いつまでも眠れない状態になってしまいます。

朝から日中は活発に活動し、夕方からはリラックスモードに切り替える……という体内時計に合わせた自然のリズムに合った生活が、良質な睡眠につながるのです。


就寝時間と起床時間について質問されることも多いのですが、夜は22時頃に布団に入り、6時頃に起床するのがベストです。ただ、これも絶対ではありません。

意識するとしたら、就寝時間よりも起床時間です。起床時間を毎日一定にすると、体内時計のリズムが整いやすくなります。

平日など仕事のある日は早起きでも、お休みの日は遅くまで寝ている人も多いでしょう。でも、起床時間がバラバラだと、体内時計のリズムが狂い、元のリズムを取り戻すまで時間がかかってしまいます。できるだけ毎日起床時間を変えないことをおすすめします。

いい眠りは脳に欠かせない

最後に質のいい睡眠のコツをまとめておきます。

［部屋の環境を整える］

寝室は明るすぎない、テレビやパソコンなどの電源は切る、できるだけ静かな環境に整えましょう。

［寝る時間より起きる時間を意識する］

寝る時間がバラバラになるよりも、起きる時間がバラバラになることで、体内時計のリズムが乱れます。できるだけ毎日、一定の時間に起きましょう。

［朝は太陽の光をたっぷり浴びる］

睡眠ホルモンであるメラトニンをしっかり分泌させるためにも、朝しっかりと太陽の光を浴びましょう。曇りの日でも、同じです。

［睡眠時間にこだわらない］

眠くないのに布団に入ると余計に目が冴えてしまう人もいます。無理に睡眠時間をとろうとせず、眠くなったら布団に入ればＯＫ。その代わり、多少睡眠時間は減っても、起きる時間を一定にします。

［昼寝は短時間にする］

昼間眠くなったときに寝るのは、一見脳を休めることにつながりそうに思えますが、夜間の睡眠の質を下げてしまいます。日中どうしても眠くなってしまったときは、20分程度の仮眠をとるようにしましょう。20分程度なら目覚めもよく、起きた後の頭もスッキリします。

3 脳のトレーニング……使わなければ脳は衰える

突然ですが問題です。

「ひとり暮らしの男性が定年を迎え、退職するとボケやすい」

これはなぜだと思いますか？　男性であることがポイントです。

答えは、「コミュニケーションをする機会が減るから」です。

個人差はあるものの、男性に比べて女性はおしゃべり好きです。年齢を重ねてもご近所や地域の人とかかわりが多く、友人と出かける機会も多いのが女性です。それに比べて男性は、仕事を辞めてしまい、肩書きがなくなってしまうと、家族と話す以外にコミュニケーションの機会がぐんと減ってしまいます。これに加えて趣味がほとんどない場合、社会や人との接点もなくなってしまいがちです。

認知症予防には、脳のトレーニング（知的活動）は欠かせません。脳トレといっても難しいことではなく、要は、日常生活にいかに刺激があるかどうかなのです。

社会的な接触が、認知症のリスクを下げるというデータもあります。スウェーデンのストックホルムに住む75歳以上、1000人あたりの認知症の年間発症数を調べたところ、社会的接触が、

・「乏しい」人……156・9人
・「やや乏しい」人……69・４人
でした。それに対して、
・「中程度（普通）」の人……49・５人
・「十分にある」人……19人

と、接触が十分な人に比べて「乏しい」人の発症リスクは8倍以上だったのです。なお、既婚者と暮らしている人と比較して、未婚者および単身で生活する人は、認知症の発症リスクが1・9倍でした（＊41）。

脳を使うコミュニケーション

認知症予防にコミュニケーションは非常に有効です。
コミュニケーションの効用には以下のようなものがあります。

・相手の表情を読み取る
・相手の声を聞く
・内容を理解する
・適切な内容の返答を考える
・口や舌を正しく動かす

こう並べると、当たり前のことであり、特別なことをしているようには思えないかもしれません。しかしながら、コミュニケーションは、脳はもちろん、目、耳、口などさまざまな機能を使う、優れた認知トレーニングなのです。

日常生活のなかで脳を鍛える

脳は、楽をしていると怠けます。

現代社会はどんどん楽に便利になり、脳を鍛える機会が減っています。歩かなくとも車でどこへでも移動でき、エレベーターやエスカレーターがあり、センサーが自動で照明をつけたり消したりしてくれます。トイレは和式から洋式になり、掃除はロボットがやってくれ、図書館に調べ物に行かなくてもインターネットでなんでもわかる……脳はいくらでも楽ができるのです。

今の状態に甘んじていては、脳は衰えるばかり。〝あえて〟〝意識的に〟鍛える必要があります。身近にできる脳を鍛えるコツを挙げますので、できそうなもの、やってみたいものからトライしてみてください。

［日記を書く］

昔のことを思い出す想起力や思考力などを鍛え、日付や時間の感覚維持に役立ちます。短くてもいいので、内容はできるだけ具体的に書きましょう。脳を鍛えるには、パソコンより手書きがおすすめです。また、よかった出来事を書くようにすると、気持ちの安定にもつながります。

［ナビを使わず目的地に行く］

視覚の記憶、空間認知力、ワーキングメモリ（作業記憶、作業をするのに必要な事柄を一時的に記憶しておく力）、実行機能を鍛えます。

目印を確認して、できるだけナビを見ないようにして歩いてみましょう。

［新聞を読む］

視覚、触覚を刺激します。ワーキングメモリや注意力を鍛えます。

インターネットは検索のワードを入れればすぐに目的の記事が出てきますが、新聞は広い紙面から目的の記事を探す作業があります。また、記事にそれぞれ形があることから、パソコンやスマホでニュースを見るよりも記憶に残りやすいのです。

また、他人との共通の話題づくりにも役立ちます。

［ラジオの内容を書き取り、まとめる］

ラジオは聴覚を中心に使い、集中力や注意力を鍛えます。

私たちは普段、視覚からの情報に頼りがちです。聴覚からの情報に集中することで、全体的に注意力を鍛えることができます。

［暗算］

記憶力、計算力、ワーキングメモリを鍛えます。

２ケタの足し算、引き算など、少し努力すればできる程度の難度のものからはじめましょう。

そろばんができる人は、手指を使うので、さらに脳への刺激が加わります。ぜひ使ってみてください。

［漢字の書き取り］

言語記憶、視覚記憶、ワーキングメモリを鍛えるのに役立ちます。

漢字は一画ずつが細いため、手や指の微細なコントロールを司る運動神経も鍛えられます。また、上手な字を書くためには、空間認知能力も必要です。

［文章の音読］

ワーキングメモリを鍛えます。

口や舌の筋肉を動かすことで、脳の運動野を刺激します。また、自分が発した声が、聴覚を介して脳を刺激します。慣れてきたら、速度を速くしていきましょう。

［料理をする］

実行機能、ワーキングメモリを鍛えます。

脳の運動野や味覚を介して刺激を与えます。いつも同じ献立をつくるのではなく、新しいものにチャレンジすると刺激になります。家族や友人と食べることで、コミュニケーションにも役立ちます。

また、料理をほめられると神経伝達物質のドーパミンが分泌されます。ドーパミンは快刺激や笑いによって分泌され、分泌されるとやる気が高まり、ワーキングメモリの向上や想像力や発想力を高めることにつながります。

［楽器演奏・ダンス・武道など］

楽器やダンス、武道などの趣味がある人は、ぜひ続けてください。運動を介して、脳の刺激になります。

例えば自転車の乗り方や泳ぎ方などは、一度覚えてしまえば、何十年経っても忘れませんね。このような記憶を「手続き記憶」といいます。楽器やダンス、武道も手続き記憶の1つで、注意力などを総合的に鍛えます。

また楽器演奏の場合、トランペットやフルートなら呼吸器や循環器系も鍛えられます。さらには人前で演奏を披露して賞賛されたり、肯定的な評価を得たりすることで、ドーパミンが分泌されます。

カラオケなど歌を歌うこともおすすめです。こんな実験があります。

プロの指導者によるカラオケと、ボイストレーニングを週に1回（1回1時間）半年間おこない、自宅でも週3回（1回20分）歌の練習をしてもらいました。すると、歌のレッスンを受けたグループでは、認知機能テストに回答する速さが向上、睡眠時間が長くなり、認知症の周辺症状も改善しました（*42）。

［将棋・囲碁・麻雀など］

藤井聡太七段の影響で、将棋ブームが起こっていますが、将棋・囲碁・麻雀は頭のなかで「先を読む」作業をおこなうため、ワーキングメモリを鍛えるのに最適です。

次にどんな手を打つか、最適なのはどの手か、一連の手を思い出しながらおこなうことは、記憶力を鍛えます。また駒や牌を持って動かすことそのものが、指先を使い、運動機能を鍛えます。

そしてあくまでも「勝負」ですから、人と対戦することでコミュニケーション力も鍛えられます。男性でコミュニケーションが苦手な人でも、将棋や囲碁、麻雀などの趣味を通してなら、自然なコミュニケーションにつながるでしょう。

【芸術】

絵を描くなどして、１つの作品をつくるとき「どのような作品にしようか」と考えます。これが実行機能を鍛えます。想像力を働かせることは、さまざまな脳を広範囲に刺激してくれるのです。

思い描いた通りの作品ができたとき、喜びを感じるとドーパミンが分泌され、うつ症状の改善につながります。

【回想法】

認知症の患者さんは、少し前にあったことを記憶することは苦手なのですが、昔のことはよく覚えています。

回想法は、懐かしいものや映像を見ながら思い出や昔のことを語り合う方法。昔のアルバムを見たり、子供の頃に見た映画やテレビ番組の映像を見たりしながら当時のことを思い出し、人と語り合うことで、前頭前野の脳血流が増加することがわかっています。

【脳トレ】

今や「脳トレ」は広く知られるようになってきましたね。本はもちろん、インターネット上でも脳トレができるものが増えてきました。

さまざまな問題を解くことで総合的に脳が鍛えられます。またコンピュータを使うものでは、自分の弱点を重点的に鍛えられるというメリットもあります。

【笑顔】

最後に忘れてはならないのが笑顔です。笑いの効用はたくさんあります。

年齢とともに呼吸は浅くなりがちです。笑うと息を大きく吸うため、深呼吸効果があり、酸素を体中に行き渡らせます。また腹筋を鍛えることにもつながります。

笑うと免疫力が上がることがわかっています。脳内麻薬といわれているエンドルフィンという神経伝達物質が分泌されるので、鎮痛効果があります。

また、笑うと体が緩み、交感神経が沈静化し副交感神経が優位になるため、リラックスできます。そしてなにより、人と人との距離を近くするコミュニケーションにつながります。

〈参考文献〉

第１章

（＊１） Miller, J. (1999). Homocysteine and Alzheimer's disease. Nutrition Reviews, 57, 126–129.

（＊２）Seshadri, S., Beiser, A., Selhub, J., Jacques, P. F., Rosenberg, I. H., D'Agostino, R. B., et al. (2002). Plasma homocysteine as a risk factor for dementia and Alzheimer's disease. New England Journal of Medicine, 346(7), 476–483.

（＊３）Zylberstein, D. E., Skoog, I., Björkelund, C., Guo, X., Hultén, B., Andreasson, L.-A., et al. (2008). Homocysteine Levels and Lacunar Brain Infarcts in Elderly Women: The Prospective Population Study of Women in Gothenburg. Journal of the American Geriatrics Society, 56(6), 1087–1091.

（＊４） Zylberstein, D. E., Lissner, L., Björkelund, C., Mehlig, K., Thelle, D. S., Gustafson, D., et al. (2011). Midlife homocysteine and late-life dementia in women. A prospective population study. Neurobiology of Aging, 32(3), 380–386.

（＊５） Haan, M. N., Miller, J. W., Aiello, A. E., Whitmer, R. A., Jagust, W. J., Mungas, D. M., et al. (2007). Homocysteine, B vitamins, and the incidence of dementia and cognitive impairment: results from the Sacramento Area Latino Study on Aging. The American Journal of Clinical Nutrition, 85(2), 511–517.

（＊６）Durga, J., van Boxtel, M. P. Schouten, E. G., Kok, F. J., Jolles, J., Katan, M. B., & Verhoef, P. (2007). Effect of 3-year folic acid supplementation on cognitive function in older adults in the FACIT trial: a randomised, double blind, controlled trial. Lancet, 369(9557), 208–216.

（＊７） Corrada, M. M., Kawas, C. H., Hallfrisch, J., Muller, D., & Brookmeyer, R. (2005). Reduced risk of Alzheimer's disease with high folate intake: The Baltimore Longitudinal Study of Aging. Alzheimer's & Dementia: the Journal of the Alzheimer's Association, 1(1), 11–18.

（＊８）坂戸市「葉酸プロジェクトまるわかりＢＯＯＫ」2016.11.

（＊９） Vogiatzoglou, A., Refsum, H., Johnston, C., Smith, S. M.,

Bradley, K. M., de Jager, C., et al. (2008). Vitamin B12 status and rate of brain volume loss in community-dwelling elderly. Neurology, 71(11), 826–832.
(＊10) de Jager, C. A., Oulhaj, A., Jacoby, R., Refsum, H., & Smith, A. D. (2010). Performance on the HVLT by MCI participants is modulated by baseline plasma homocysteine levels, in a 2 year randomised trial of B vitamins (vitacog). Alzheimer's & Dementia, 6(4), S68.
(＊11) Green, K. N., Steffan, J. S., Martinez-Coria, H., Sun, X., Schreiber, S. S., Thompson, L. M., & LaFerla, F. M. (2008). Nicotinamide restores cognition in Alzheimer's disease transgenic mice via a mechanism involving sirtuin inhibition and selective reduction of Thr231-phosphotau. The Journal of Neuroscience : the Official Journal of the Society for Neuroscience, 28(45), 11500–11510.
(＊12) Morris, M. C. (2004). Dietary niacin and the risk of incident Alzheimer's disease and of cognitive decline. Journal of Neurology, Neurosurgery, and Psychiatry, 75(8), 1093–1099.

第2章

(＊13) Bruunsgaard, H. (2006). The clinical impact of systemic low-level inflammation in elderly populations. With special reference to cardiovascular disease, dementia and mortality. Dan Med Bull, 53(3), 285–309.
(＊14) Seshadri, S., Beiser, A., Selhub, J., Jacques, P. F., Rosenberg, I. H., D'Agostino, R. B., et al. (2002). Plasma homocysteine as a risk factor for dementia and Alzheimer's disease. New England Journal of Medicine, 346(7), 476–483.
(＊15) Miwa, K., Tanaka, M., Okazaki, S., Yagita, Y., Sakaguchi, M., Mochizuki, H., & Kitagawa, K. (2016). Increased Total Homocysteine Levels Predict the Risk of Incident Dementia Independent of Cerebral Small-Vessel Diseases and Vascular Risk Factors. Journal of Alzheimer's Disease, 49(2), 503–513.
(＊16) http://www.ffinetwork.org/global_progress/index.php
(＊17) Kagawa, Y., Hiraoka, M., Kageyama, M., Kontai, Y., Yurimoto, M., Nishijima, C., Sakamoto, K. (2017). Medical cost

savings in Sakado City and worldwide achieved by preventing disease by folic acid fortification. Congenital Anomalies, 57(5), 157-165.
(＊18) Urashima, M., T. Segawa, M. Okazaki, et al. Randomized Trial of Vitamin D Supplementation to Prevent Seasonal Influenza A in Schoolchildren, American Journal of Clinical Nutrition. 2010: 91 (5): 1255-1260.
(＊19) Balion, C., Griffith, L. E., Strifler, L., Henderson, M., Patterson, C., Heckman, G., et al. (2012). Vitamin D, cognition, and dementia: a systematic review and meta-analysis. Neurology, 79(13), 1397-1405.
(＊20) Littlejohns, T. J., Henley, W. E., Lang, I. A., Annweiler, C., Beauchet, O., Chaves, P. H. M., et al. (2014). Vitamin D and the risk of dementia and Alzheimer disease. Neurology, 83(10), 920-928.

第3章

(＊21) https://www.e-healthnet.mhlw.go.jp/information/food/e-05-003.html
(＊22) Nurk, E., Refsum, H., Bjelland, I., Drevon, C. A., Tell, G. S., Ueland, P. M., et al. (2012). Plasma free choline, betaine and cognitive performance: the Hordaland Health Study. The British Journal of Nutrition, 109(03), 511-519.
(＊23) American Academy of Sleep Medicine, St-Onge, M.-P., Roberts, A., Shechter, A., & Choudhury, A. R. (2016). Fiber and Saturated Fat Are Associated with Sleep Arousals and Slow Wave Sleep. Journal of Clinical Sleep Medicine, 12(01), 19-24.
(＊24) Henderson, S. T., Vogel, J. L., Barr, L. J., Garvin, F., Jones, J. J., & Costantini, L. C. (2009). Study of the ketogenic agent AC-1202 in mild to moderate Alzheimer's disease: a randomized, double-blind, placebo-controlled, multicenter trial. Nutrition & Metabolism, 6(1), 31.
(＊25) Raji, C. A., Erickson, K. I., Lopez, O. L., Kuller, L. H., Gach, H. M., Thompson, P. M., et al. (2014). Regular fish consumption and age-related brain gray matter loss. American Journal of Preventive Medicine, 47(4), 444-451.
(＊26) Noguchi-Shinohara, M., Yuki, S., Dohmoto, C., Ikeda, Y.,

Samuraki, M., Iwasa, K., et al. (2014). Consumption of Green Tea, but Not Black Tea or Coffee, Is Associated with Reduced Risk of Cognitive Decline. PloS One, 9(5), e96013.
(＊27) Kuriyama, S., Hozawa, A., Ohmori, K., Shimazu, T., Matsui, T., Ebihara, S., et al. (2006). Green tea consumption and cognitive function: a cross-sectional study from the Tsurugaya Project 1. The American Journal of Clinical Nutrition, 83(2), 355–361.
(＊28) Rezai-Zadeh, K., Shytle, D., Sun, N., Mori, T., Hou, H., Jeanniton, D., et al. (2005). Green tea epigallocatechin-3-gallate (EGCG) modulates amyloid precursor protein cleavage and reduces cerebral amyloidosis in Alzheimer transgenic mice. Journal of Neuroscience, 25(38), 8807–8814.
(＊29) Yokogoshi, H., Kobayashi, M., Mochizuki, M., & Terashima, T. (1998). Effect of Theanine, r-Glutamylethylamide, on Brain Monoamines and Striatal Dopamine Release in Conscious Rats. Neurochemical Research, 23(5), 667–673.
(＊30)小林加奈理，長門有希子，青井暢之ほか．L-テアニンのヒトの脳波に及ぼす影響．日本農芸化学会誌．1998; 72: 153-157.
(＊31) Takarada, T., Ogura, M., Nakamichi, N., Kakuda, T., Nakazato, R., Kokubo, H., et al. (2016). Upregulation of Slc38a1 Gene Along with Promotion of Neurosphere Growth and Subsequent Neuronal Specification in Undifferentiated Neural Progenitor Cells Exposed to Theanine. Neurochemical Research, 41(1-2), 5–15.
(＊32) Ng, T. P., Chiam, P. C., Lee, T., Chua, H. C., Lim, L., & Kua, E. H. (2006). Curry Consumption and Cognitive Function in the Elderly. American Journal of Epidemiology, 164(9), 898–906.
(＊33) Scarmeas, N., Stern, Y., Mayeux, R., Luchsinger, J. A. (2006). Mediterranean Diet, Alzheimer Disease, and Vascular Mediation. Archives of Neurology, 63(12), 1709-1717.
(＊34) Ozawa, M., Ninomiya, T., Ohara, T., Doi, Y., Uchida, K., Shirota, T., et al. (2013). Dietary patterns and risk of dementia in an elderly Japanese population: the Hisayama Study. American Journal of Clinical Nutrition, 97(5), 1076–1082.
(＊35) Tomata, Y., Sugiyama, K., Kaiho, Y., Honkura, K., Watanabe, T., Zhang, S., et al. (2016). Dietary Patterns and Incident Dementia in Elderly Japanese: The Ohsaki Cohort 2006 Study. The Journals of Gerontology. Series a, Biological Sciences and Medical Sciences,

71(10), 1322–1328.
(＊36) Tan, M.-S., Yu, J.-T., Tan, C.-C., Wang, H.-F., Meng, X.-F., Wang, C., et al. (2015). Efficacy and Adverse Effects of Ginkgo Biloba for Cognitive Impairment and Dementia: A Systematic Review and Meta-Analysis. Journal of Alzheimer's Disease, 43(2), 589–603.
(＊37) 中村重信、佐々木健、阿瀬川孝治ほか. Ferulic acid と Garden angelica 根抽出物製剤 ANM176TM がアルツハイマー病患者の認知機能に及ぼす影響. Geriat Med. 2008; 46: 1511-1519.

第4章

(＊38) Erickson, K. I., Voss, M. W., Prakash, R. S., Basak, C., Szabo, A., Chaddock, L., et al. (2011). Exercise training increases size of hippocampus and improves memory. Proceedings of the National Academy of Sciences of the United States of America, 108(7), 3017–3022.
(＊39) Lautenschlager, N. T., Cox, K. L., Flicker, L., Foster, J. K., van Bockxmeer, F. M., Xiao, J., et al. (2008). Effect of physical activity on cognitive function in older adults at risk for Alzheimer disease: a randomized trial. Jama, 300(9), 1027–1037.
(＊40) Hölzel, B. K., Carmody, J., Vangel, M., Congleton, C., Yerramsetti, S. M., Gard, T., Lazar, S. W. (2011). Mindfulness practice leads to increases in regional brain gray matter density. Psychiatry Research: Neuroimaging, 191(1), 36–43.
(＊41) Fratiglioni, L., Wang, H. X., Ericsson, K., Maytan, M., & Winblad, B. (2000). Influence of social network on occurrence of dementia: a community-based longitudinal study. Lancet, 355(9212), 1315–1319.
(＊42) Satoh, M., Yuba, T., Tabei, K.-I., Okubo, Y., Kida, H., Sakuma, H., & Tomimoto, H. (2015). Music Therapy Using Singing Training Improves Psychomotor Speed in Patients with Alzheimer's Disease: A Neuropsychological and fMRI Study. Dementia and Geriatric Cognitive Disorders Extra, 5(3), 296–308.

青春新書
INTELLIGENCE

こころ涌き立つ「知」の冒険

いまを生きる

"青春新書"は昭和三一年に――若い日に常にあなたの心の友として、その糧となり実になる多様な知恵が、生きる指標として勇気と力になり、すぐに役立つ――をモットーに創刊された。

そして昭和三八年、新しい時代の気運の中で、新書"プレイブックス"にその役目のバトンを渡した。「人生を自由自在に活動《プレイ》する」のキャッチコピーのもと――すべてのうっ積を吹きとばし、自由闊達な活動力を培養し、勇気と自信を生み出す最も楽しいシリーズ――となった。

いまや、私たちはバブル経済崩壊後の混沌とした価値観のただ中にいる。その価値観は常に未曾有の変貌を見せ、社会は少子高齢化し、地球規模の環境問題等は解決の兆しを見せない。私たちはあらゆる不安と懐疑に対峙している。

本シリーズ"青春新書インテリジェンス"はまさに、この時代の欲求によってプレイブックスから分化・刊行された。それは即ち、「心の中に自らの青春の輝きを失わない旺盛な知力、活力への欲求」に他ならない。応えるべきキャッチコピーは「こころ涌き立つ"知"の冒険」である。

予測のつかない時代にあって、一人ひとりの足元を照らし出すシリーズでありたいと願う。青春出版社は本年創業五〇周年を迎えた。これはひとえに長年に亘る多くの読者の熱いご支持の賜物である。社員一同深く感謝し、より一層世の中に希望と勇気の明るい光を放つ書籍を出版すべく、鋭意志すものである。

平成一七年　　刊行者　小澤源太郎

著者紹介

今野裕之〈こんの　ひろゆき〉

ブレインケアクリニック院長。一般社団法人日本ブレインケア・認知症予防研究所所長。博士（医学）・精神保健指定医・精神科専門医・日本抗加齢医学会専門医。日本初のリコード法認定医。順天堂大学大学院卒業。慶應義塾大学病院、日本大学医学部附属板橋病院、薫風会山田病院などを経て、2016年ブレインケアクリニック開院。認知症の予防・治療に栄養療法やリコード法を取り入れ、一人ひとりの患者に合わせた診療に当たっている。また、2018年日本ブレインケア・認知症予防研究所を開設。認知症予防に関する事業を行う企業をサポートしている。

最新栄養医学《さいしんえいようい　がく》でわかった！

ボケない人《ひと》の最強《さいきょう》の食事術《しょくじじゅつ》　青春新書 INTELLIGENCE

2018年7月15日　第1刷

著　者　今《こん》野《の》裕《ひろ》之《ゆき》

発行者　小澤源太郎

責任編集　株式会社プライム涌光

電話　編集部　03(3203)2850

発行所　東京都新宿区若松町12番1号 〒162-0056　株式会社青春出版社

電話　営業部　03(3207)1916　振替番号　00190-7-98602

印刷・中央精版印刷　製本・ナショナル製本

ISBN978-4-413-04545-2

©Hiroyuki Konno 2018 Printed in Japan

本書の内容の一部あるいは全部を無断で複写（コピー）することは著作権法上認められている場合を除き、禁じられています。

万一、落丁、乱丁がありました節は、お取りかえします。

こころ涌き立つ「知」の冒険！

青春新書 INTELLIGENCE

図説 一度は訪ねておきたい！日本の七宗と総本山・大本山	永田美穂〔監修〕	PI・530
世界一美味しいご飯をわが家で炊く	柳原尚之	PI・531
経済で謎を解く 関ヶ原の戦い	武田知弘	PI・532
病気知らずの体をつくる 粗食のチカラ	幕内秀夫	PI・533
運を開く 神社のしきたり	三橋 建	PI・534
究極の野村メソッド 番狂わせの起こし方	野村克也	PI・535
岡本太郎は何を考えていたのか「太陽の塔」新発見！	平野暁臣	PI・536
図説 あらすじと地図で面白いほどわかる！源氏物語	竹内正彦〔監修〕	PI・537
定年前後の「やってはいけない」	郡山史郎	PI・538
人間関係で消耗しない心理学 怒ることで優位に立ちたがる人	加藤諦三	PI・539
被害者のふりをせずにはいられない人	片田珠美	PI・540
歴史の生かし方	童門冬二	PI・541
「子どもの発達障害」に薬はいらない	井原 裕	PI・542
「腸の老化」を止める食事術	松生恒夫	PI・543
中学の単語ですぐに話せる！英会話1000フレーズ	デイビッド・セイン	PI・544
最新栄養医学でわかった！ボケない人の最強の食事術	今野裕之	PI・545
キャッスレスで得する！お金の新常識	岩田昭男	PI・546

※以下続刊

お願い ページわりの関係からここでは一部の既刊本しか掲載してありません。折り込みの出版案内もご参考にご覧ください。